Zum Sinn finden

C. G. Jung

Zum Sinn finden

Wege und Ziele der Psychotherapie
nach C. G. Jung

Herausgegeben von Verena Kast und Ingrid Riedel

EDITION C. G. JUNG

VERLAGSGRUPPE PATMOS

PATMOS
ESCHBACH
GRÜNEWALD
THORBECKE
SCHWABEN
VER SACRUM

Die Verlagsgruppe
mit Sinn für das Leben

MIX
Papier | Fördert gute Waldnutzung
FSC® C089473
FSC www.fsc.org

Die Verlagsgruppe Patmos ist sich ihrer Verantwortung gegenüber unserer Umwelt bewusst. Wir folgen dem Prinzip der Nachhaltigkeit und streben den Einklang von wirtschaftlicher Entwicklung, sozialer Sicherheit und Erhaltung unserer natürlichen Lebensgrundlagen an. Näheres zur Nachhaltigkeitsstrategie der Verlagsgruppe Patmos auf unserer Website www.verlagsgruppe-patmos.de/nachhaltig-gut-leben
Übereinstimmend mit der EU-Verordnung zur allgemeinen Produktsicherheit (GPSR) stellen wir sicher, dass unsere Produkte die Sicherheitsstandards erfüllen. Näheres dazu auf unserer Website www.verlagsgruppe-patmos.de/produktsicherheit. Bei Fragen zur Produktsicherheit wenden Sie sich bitte an produktsicherheit@verlagsgruppe-patmos.de

Bibliografische Information der Deutschen Nationalbibliothek
Die Deutsche Nationalbibliothek verzeichnet diese Publikation in der Deutschen Nationalbibliografie; detaillierte bibliografische Daten sind im Internet über http://dnb.d-nb.de abrufbar.

Verlagsgruppe Patmos in der Schwabenverlag AG, Senefelderstr. 12, 73760 Ostfildern
www.patmos.de
Dieser Band ist in Teilen entnommen aus Kast / Riedel (Hg.): C. G. Jung – Ausgewählte Schriften, Ostfildern 2011. Die Texte wurden auf die reformierte neue deutsche Rechtschreibung umgestellt.

Umschlaggestaltung: Finken & Bumiller, Stuttgart
Umschlagabbildung: Bildarchiv C.G. Jung-Institut Zürich, Küsnacht.
© C.G. Jung-Institut Zürich, Küsnacht. Foto: Ulrich Peters.
Satz: Schwabenverlag AG, Ostfildern
Druck: Beltz Grafische Betriebe GmbH, Bad Langensalza
Hergestellt in Deutschland
ISBN 978-3-8436-1616-4
EDITION C. G. JUNG im Patmos Verlag

Inhalt

Vorwort

In diesen sechs Aufsätzen von C. G. Jung, aus Vorträgen zwischen 1926 und 1935 hervorgegangen, sind wesentliche Grundlagen der Jung'schen Psychologie und Psychotherapie enthalten.

In »Die Lebenswende« 1930 und »Seele und Tod« 1934 geht es um das Leben als Wandlung: Kann der Mensch annehmen, was ansteht, vermag er Sinn zu erfahren. In Problemen der Lebensmitte zeigt sich »Leben, das auch hätte gelebt werden können«. In diesen Texten spricht Jung über den Individuationsprozess, den Prozess der Reifung bis zum Tod.

In »Geist und Leben« 1926 verweist Jung auf die Bedeutung der Symbole, der Komplexe, der Affekte und den damit verbundenen inneren Bildern – diese stehen hinter der Lebendigkeit eines Lebens.

Im Aufsatz »Über die Beziehung der Psychotherapie zur Seelsorge« 1932, stellt er die Frage nach Sinn und beschreibt die Psychoneurose als Leiden der Seele, die ihren Sinn nicht gefunden hat.

Dieses Suchen nach Sinn wird in den letzten beiden hier publizierten Artikeln, »Grundsätzliches zur praktischen Psychotherapie« 1935 und »Ziele der Psychotherapie« 1929, praktisch beleuchtet. Da geht es einmal um den Individuationsprozess mit damit verbundenen Traumserien, dann aber auch darum, wie Jung als Therapeut mit den Träumen konkret umgeht, wie er sie erleben und auch gestalten lässt: Sinnerfahrung in der praktischen therapeutischen Arbeit.

Verena Kast und Ingrid Riedel

Die Lebenswende

Von den Problemen der menschlichen Altersstufen zu sprechen, ist wohl eine überaus anspruchsvolle Aufgabe, denn sie meint ja nichts Geringeres, als dass ein Gemälde des gesamten seelischen Lebens von der Wiege bis zum Grabe entrollt werden sollte. Einer solchen Aufgabe können wir im Rahmen eines Vortrages nur in den allgemeinsten Zügen gerecht werden – wohlverstanden, es handelt sich hier nicht darum, eine Beschreibung der normalen Psychologie der verschiedenen Altersstufen zu geben, sondern wir haben von »Problemen« zu handeln, das heißt von Schwierigkeiten, Fragwürdigkeiten, Zweideutigkeiten, mit einem Wort, von Fragen, auf die mehr als eine Antwort gegeben werden kann, Antworten zudem, die niemals genügend sicher und unzweifelhaft sind. Wir werden darum nicht weniges in Fragezeichen denken müssen, ja, schlimmer noch: Einiges müssen wir auf Treu und Glauben annehmen, und gelegentlich müssen wir sogar spekulieren.

Wenn das seelische Leben nur aus Tatsächlichkeiten bestünde – was übrigens auf primitiver Stufe noch der Fall ist –, dann könnten wir uns mit handfester Empirie begnügen. Das seelische Leben des Kulturmenschen aber ist voll Problematik, ja, es lässt sich ohne Problematik überhaupt nicht denken. Unsere seelischen Vorgänge sind zum großen Teil Überlegungen, Zweifel, Experimente – lauter Dinge, welche die unbewusste, instinktive Seele des Primitiven so gut wie gar nicht kennt. Die Existenz der Problematik verdanken wir dem Wachstum des Bewusstseins; sie ist das Danaergeschenk der Kultur. *Das Abweichen vom und das Sich-in-Gegensatz-Setzen zum Instinkt schafft Bewusstsein.* Instinkt ist Natur und will Natur. Bewusstsein hingegen kann nur Kultur oder deren Negation wollen, und wo immer es, beflügelt von Rousseau'scher Sehnsucht, zurück zur Natur strebt, »kultiviert« es die Natur. Insofern wir noch Natur sind, sind wir unbewusst und leben in der Sicherheit des problemlosen Instinktes. Alles in uns, was noch Natur ist, scheut sich vor dem Problem, denn sein Name ist *Zweifel*, und wo immer Zweifel herrscht, da ist Unsicherheit und die Möglichkeit verschiedener Wege. Wo aber verschiedene Wege möglich scheinen, da sind wir von der sicheren Führung des Instinktes abgewichen und der *Furcht* ausgeliefert. Denn hier sollte nun unser Bewusstsein das tun, was die Natur stets für ihre Kinder getan hat, nämlich sicher, unzweifelhaft und eindeutig entscheiden. Und da befällt uns allzu menschliche Furcht, dass das Bewusstsein, unsere prometheische Errungenschaft, es am Ende der Natur doch nicht gleichtun könnte.

Das Problem führt uns in eine vater- und mutterlose Einsamkeit, ja, in eine naturlose Verlassenheit, wo wir zu Bewusstheit und zu nichts als Bewusstheit gezwungen sind. Wir können nicht anders, sondern müssen bewusste Entscheidung und Lösung anstelle des naturhaften Geschehens setzen. So bedeutet jedes Problem die Möglichkeit zu einer Erweiterung des Bewusstseins, zugleich aber auch die Nötigung, von aller unbewussten Kindhaftigkeit und Naturhaftigkeit Abschied zu nehmen. Diese Nötigung ist eine so unendlich wichtige seelische Tatsache, dass sie auch einen der wesentlichsten symbolischen Lehrgegenstände der christlichen Religion bildet. Es ist *das Opfer des bloß natürlichen Menschen*, des unbewussten, naturhaften Lebewesens, dessen Tragik schon mit dem Apfelessen im Paradies begann. Jener biblische Sündenfall lässt das Bewusstwerden als einen Fluch erscheinen. Und als solcher erscheint uns in der Tat jedes Problem, das uns zu größerer Bewusstheit nötigt und uns dadurch das Paradies kindhafter Unbewusstheit in noch größere Entfernung rückt. Von Problemen schaut jeder gerne weg; wenn möglich sollen sie nicht erwähnt werden, oder noch besser, man leugnet ihre Existenz. Man wünscht sich das Leben einfach, sicher und glatt, und darum sind Probleme tabu. Man will Sicherheiten und keine Zweifel, man will Resultate und keine Experimente, ohne dabei zu sehen, dass nur durch Zweifel Sicherheiten und nur durch Experimente Resultate entstehen können. So schafft auch künstliche Leugnung der Probleme keine Überzeugung, vielmehr bedarf es der weiteren und höheren Bewusstheit, um Sicherheit und Klarheit zu erzeugen.

Ich bedarf dieser längeren Einleitung, um das Wesen unseres Gegenstandes zu verdeutlichen. Wo es sich um Probleme handelt, da weigern wir uns instinktiv, durch Dunkelheiten und Unklarheiten hindurchzugehen. Wir wünschen nur von eindeutigen Resultaten zu hören und vergessen dabei völlig, dass diese Resultate überhaupt nur dann existieren können, wenn wir die Dunkelheit durchschritten haben. Um aber die Dunkelheit durchdringen zu können, müssen wir alles aufbieten, was unser Bewusstsein an Erleuchtungsmöglichkeiten besitzt; wie ich schon sagte, wir müssen sogar spekulieren. Denn bei der Behandlung der seelischen Problematik stolpern wir beständig über prinzipielle Fragen, die von den verschiedensten Fakultäten als eigenste Domänen gepachtet sind. Wir beunruhigen oder ärgern den Theologen nicht weniger als den Philosophen, und den Mediziner nicht weniger als den Erzieher, ja, wir tappen sogar in das Arbeitsgebiet des Biologen und des Historikers.

Diese Extravaganzen entstammen nicht unserem Fürwitz, sondern dem Umstand, dass die Seele des Menschen ein absonderliches Gemisch von Faktoren ist, welche zugleich auch Gegenstände ausgedehnter Wissenschaften sind.

Denn aus sich und seiner eigenartigen Beschaffenheit hat der Mensch seine Wissenschaften geboren. Sie sind *Symptome* seiner Seele.

Wenn wir uns daher die unumgängliche Frage vorlegen: Warum hat der Mensch in ziemlich offenkundigem Gegensatz zur Tierwelt überhaupt Probleme, so geraten wir damit in den unentwirrbaren Gedankenknäuel, den viele tausend haarscharfe

Gehirne im Laufe der Jahrtausende zustande gebracht haben. Ich werde an diesem Kunstwerk keine Sisyphusarbeit tun, sondern mich bloß bemühen, Ihnen einfach darzustellen, was ich zur Beantwortung dieser prinzipiellen Frage etwa beitragen könnte.

Probleme gibt es keine ohne Bewusstsein. Wir müssen daher die Frage anders stellen, nämlich: Wieso kommt es, dass der Mensch überhaupt Bewusstsein hat? Ich weiß nicht, wieso das kommt, denn ich war nicht dabei, als die ersten Menschen bewusst wurden. Wir können das Bewusstwerden aber heute noch bei kleinen Kindern beobachten. Alle Eltern können es sehen, wenn sie aufpassen. Wir können nämlich Folgendes sehen: Wenn das Kind jemanden oder etwas *erkennt*, dann fühlen wir, dass das Kind Bewusstsein hat. Darum war es wohl auch der Baum der Erkenntnis im Paradies, der so fatale Früchte trug.

Was ist aber Erkennen? Wir sprechen dann von Erkenntnis, wenn es uns gelingt, zum Beispiel eine neue Wahrnehmung an einen bereits bestehenden Zusammenhang anzugliedern, und zwar so, dass wir nicht nur die Wahrnehmung, sondern auch Stücke der bereits bestehenden Inhalte zugleich im Bewusstsein haben. Erkennen beruht also auf vorgestelltem Zusammenhang psychischer Inhalte. Einen zusammenhanglosen Inhalt können wir nicht erkennen, und wir können seiner nicht einmal bewusst sein, falls unser Bewusstsein noch auf dieser tiefen Anfangsstufe steht. Die erste Bewusstseinsform, die unserer Beobachtung und Erkenntnis zugänglich ist, scheint also der bloße Zusammenhang zweier oder mehrerer psychischer Inhalte zu sein. Auf dieser Stufe ist daher das Bewusstsein noch ganz an die Vorstellung von einigen Zusammenhangsreihen gebunden, und daher ist es bloß sporadisch und wird später nicht mehr erinnert. Tatsächlich existiert für die ersten Lebensjahre kein kontinuierliches Gedächtnis. Es gibt hier höchstens *Bewusstseinsinseln*, wie einzelne Lichter oder beleuchtete Gegenstände in weiter Nacht. Diese Erinnerungsinseln sind aber nicht jene allerfrühesten, bloß vorgestellten Inhaltszusammenhänge, sondern sie enthalten eine neue, sehr wesentliche Inhaltsreihe, nämlich die des vorstellenden Subjektes selber, des sogenannten Ich. Auch diese Reihe ist zunächst bloß vorgestellt, wie die ursprünglichen Inhaltsreihen, weshalb das Kind folgerichtigerweise von sich zunächst in der dritten Person spricht. Erst später, wenn die Ichreihe oder der sogenannte Ichkomplex, wahrscheinlich durch Einübung, eigene Energie erlangt hat, entsteht das Gefühl des Subjekt- oder Ichseins. Das dürfte der Moment sein, wo das Kind anfängt, von sich in der ersten Person zu sprechen. Auf dieser Stufe dürfte die *Gedächtniskontinuität* ihren Anfang nehmen. Sie wäre also im Wesentlichen eine Kontinuität der Icherinnerungen.

Die kindliche Stufe des Bewusstseins kennt noch keine Probleme, denn noch hängt nichts vom Subjekt ab, indem das Kind selber noch ganz von den Eltern abhängt. Es ist, wie wenn es noch gar nicht völlig geboren, sondern noch in der seelischen Atmosphäre der Eltern getragen wäre. Die seelische Geburt und damit die bewusste Unterscheidung von den Eltern erfolgt normalerweise erst mit dem Einbruch der Sexualität im Pubertätsalter. Mit dieser physiologischen Revolution ist auch eine geistige verbunden. Durch die körperlichen Erscheinungen wird nämlich das Ich in so hohem Maße betont, dass es sich oft ganz unverhältnismäßig zur Geltung bringt. Daher der Name »Flegeljahre«.

Bis zu dieser Epoche ist die Psychologie des Individuums wesentlich triebmäßig und daher unproblematisch. Auch wenn den subjektiven Trieben äußere Schranken entgegenstehen, so bewirken diese Unterdrückungen keine Entzweiungen des Individuums mit sich selber. Es unterwirft sich oder umgeht sie, völlig eins mit sich selber. Es kennt die Selbstgespaltenheit des problematischen Zustandes noch nicht. Dieser Zustand kann erst eintreten, wenn die äußere Schranke zu einer inneren wird, das heißt, wenn ein Trieb sich gegen den anderen auflehnt. Psychologisch ausgedrückt würde das heißen: Der problematische Zustand, die innere Entzweiung tritt dann ein, wenn neben der Ichreihe eine zweite Inhaltsreihe von ähnlicher Intensität entsteht. Diese zweite Reihe ist wegen ihres energetischen Wertes von gleicher funktionaler Bedeutung wie der Ichkomplex, sozusagen ein anderes, zweites Ich, das gegebenenfalls die Führung dem ersten Ich sogar abnehmen kann. Daraus geht die Entzweiung mit sich selbst, der problematische Zustand hervor.

Werfen wir hier einen kurzen Rückblick auf das eben Gesagte: Die erste Bewusstseinsform, die des bloßen Erkennens, ist ein anarchischer oder chaotischer Zustand. Die zweite Stufe, nämlich die des ausgebildeten Ichkomplexes, ist eine monarchistische oder monistische Phase. Die dritte Stufe bringt wiederum einen Bewusstseinsfortschritt, nämlich das Bewusstsein der Zweiheit, eines dualistischen Zustandes.

Hier langen wir nun bei unserem eigentlichen Thema an, nämlich bei der Problematik der Altersstufen. Es handelt sich zunächst um diejenige des *Jugendalters.* Diese Stufe erstreckt sich von der unmittelbaren Nachpubertätszeit bis zur ungefähren Lebensmitte, die etwa auf die Jahre zwischen fünfunddreißig und vierzig fällt.

Sie möchten mir nun gewiss die Frage stellen, warum ich auf der zweiten Stufe des menschlichen Lebens beginne, mit anderen Worten, ob die Kindheitsstufe keine Probleme hätte. Das Kind ist normalerweise noch problemlos, wohl aber ist es mit seiner komplizierten Psyche den Eltern, Erziehern und Ärzten ein Problem erster Ordnung. Erst der erwachsene Mensch kann sich selber zweifelhaft sein und daher auch mit sich selber uneins werden.

Die Quellen der Probleme dieser Altersstufe sind uns allen bekannt. Es sind bei weitaus den meisten Menschen die Anforderungen des Lebens, welche den Kindheitstraum oft jäh unterbrechen. Bringt das Individuum eine genügende Vorbereitung mit, so kann sich der Übergang ins Berufsleben glatt vollziehen. Bestehen aber mit der Wirklichkeit kontrastierende Illusionen, so entstehen Probleme. Niemand tritt ins Leben ohne Voraussetzungen. Diese Voraussetzungen sind gelegentlich falsch, das heißt, sie passen nicht auf die äußeren Bedingungen, denen man begegnet. Oft handelt es sich um zu große Erwartungen oder um Unterschätzung der äußeren Schwierigkeiten oder um unberechtigten Optimismus oder um Negativismus. Man könnte eine lange Liste von all jenen falschen Voraussetzungen herstellen, welche die ersten, bewussten Probleme auslösen.

Es ist aber nicht immer der Widerstreit von subjektiven Voraussetzungen mit äußeren Gegebenheiten, der Probleme erzeugt, sondern vielleicht ebenso oft innere seelische Schwierigkeiten; sie bestehen auch, wenn außen alles glattgeht. Überaus häufig ist es die durch den Sexualtrieb verursachte Störung des seelischen Gleichgewichtes und vielleicht ebenso häufig das Minderwertigkeitsgefühl, welches eine unerträgliche Empfindlichkeit erzeugen kann. Diese inneren Konflikte können bestehen, auch wenn die äußere Anpassung anscheinend mühelos erreicht wird, ja, es scheint sogar, dass diejenigen jungen Menschen, die mit dem äußeren Leben schwer zu ringen haben, von inneren Problemen verschont seien, während diejenigen, denen Anpassung aus irgendwelchen Gründen leichtfällt, entweder Sexualprobleme oder Minderwertigkeitskonflikte entwickeln.

Problematische Naturen sind sehr oft neurotisch, aber es wäre ein schweres Missverständnis, Problematik mit Neurose zu verwechseln, denn der entscheidende Unterschied zwischen den beiden ist, dass der Neurotische krank ist, weil er sich seiner Problematik unbewusst ist, und dass der Problematische an seinem bewussten Problem leidet, ohne krank zu sein.

Wenn man versucht, aus der fast unerschöpflichen Mannigfaltigkeit der individuellen Probleme des Jugendalters das Gemeinsame und Essentielle herauszuziehen, so stößt man auf ein bestimmtes Charakteristikum, das allen Problemen dieser Stufe anzuhaben scheint: Es ist ein mehr oder weniger deutliches Festhalten an der Bewusstseinsstufe der Kindheit, ein Sträuben gegen die Schicksalsmächte in uns und um uns, die uns in die Welt verwickeln wollen. Etwas möchte Kind bleiben, ganz unbewusst, oder doch wenigstens nur seines Ich bewusst sein, alles Fremde ablehnen oder es dann wenigstens seinem eigenen Willen unterjochen, nichts tun oder dann doch wenigstens seine eigene Lust oder Macht durchsetzen. Darin liegt etwas von der Trägheit des Stoffes, es ist ein Beharren im bisherigen Zustand, dessen Bewusstheit kleiner, enger, egoistischer ist als die Bewusstheit der dualistischen Phase, in welcher das Individuum vor die Notwendigkeit gestellt ist, das andere, das Fremde, ebenfalls als sein Leben und als ein Auch-Ich zu erkennen und anzunehmen.

Der Widerstand richtet sich gegen die Erweiterung des Lebens, welche das wesentliche Kennzeichen dieser Phase ist. Schon lange zuvor zwar hat die Erweiterung, diese »Diastole« des Lebens, um mich eines Goethe'schen Ausdruckes zu bedienen, begonnen. Schon mit der Geburt, wo das Kind aus der engsten Umschränkung im mütterlichen Körper heraustritt, beginnt sie und nimmt von da an unaufhörlich zu, bis sie einen Höhepunkt im problematischen Zustand erreicht, wo nämlich das Individuum anfängt, sich dagegen zu wehren.

Was würde ihm wohl geschehen, wenn es sich einfach in das Fremde, andere, das auch Ich ist, verwandelte und das bisherige Ich einfach in der Vergangenheit verschwinden ließe? Das wäre ein durchaus gangbarer Weg, will es scheinen. Ist es doch die Absicht der religiösen Erziehung – angefangen mit dem Ausziehen des alten Adam bis zurück zu den Wiedergeburtsriten primitiver Völker –, den Menschen in das Kommende, Neue zu verwandeln und das Alte absterben zu lassen.

Die Psychologie belehrt uns, dass es in der Seele in einem gewissen Sinne nichts Altes gibt, nichts, was wirklich endgültig absterben kann, sogar Paulus blieb ein Pfahl im Fleische stecken. Wer sich vor dem Neuen, Fremden schützt und zum Vergangenen regrediert, ist in der gleichen neurotischen Verfassung wie derjenige, der, mit dem Neuen sich identifizierend, der Vergangenheit davonläuft. Der einzige Unterschied ist, dass der eine der Vergangenheit und der andere der Zukunft sich entfremdet hat. Beide tun prinzipiell dasselbe: Sie retten ihre Bewusstseinsenge, anstatt sie durch den Kontrast der Gegensätze zu sprengen und dadurch einen weiteren und höheren Bewusstseinszustand aufzubauen.

Diese Konsequenz wäre ideal, wenn sie in dieser Lebensphase durchgeführt werden könnte. Der Natur scheint es nämlich nicht im Geringsten an einem höheren Bewusstseinszustand zu liegen, im Gegenteil; auch weiß die Sozietät solche seelischen Kunststücke nicht zu schätzen, prämiiert sie doch immer in erster Linie die Leistung und nicht die Persönlichkeit; Letztere pflegt meistens postum zu sein. Diese Tatsachen erzwingen eine bestimmte Lösung, nämlich die Einschränkung auf das Erreichbare, die Differenzierung bestimmter Fähigkeiten, welche das eigentliche Wesen des sozial leistungsfähigen Individuums ist.

Leistung, Nützlichkeit usw. sind die Ideale, welche den Weg aus dem Wirrsal der Probleme zu weisen scheinen. Sie sind die Leitsterne für die Erweiterung und Verfestigung unseres physischen Daseins, für unsere Verwurzelung in der Welt, nicht aber für die weitere Entwicklung des menschlichen Bewusstseins, nämlich dessen, was man Kultur nennt. Für das Jugendalter allerdings ist diese Entscheidung die normale und unter allen Umständen besser als das Verharren im bloß Problematischen.

Das Problem wird also gelöst dadurch, dass das durch die Vergangenheit Gegebene an die Möglichkeiten und Forderungen des Kommenden angepasst wird. Man schränkt sich auf das Erreichbare ein, was psychologisch einen Verzicht auf alle anderen seelischen Möglichkeiten bedeutet. Beim einen geht damit ein Stück wertvoller Vergangenheit, beim anderen ein Stück wertvoller Zukunft verloren. Sie erinnern sich wohl alle an gewisse Freunde und Schulkameraden, die vielversprechende, ideale Jünglinge waren, denen Sie dann nach Jahren wieder begegnet sind und die Sie in einer Schablone vertrocknet und eingeengt gefunden haben. Das sind solche Fälle.

Die großen Lebensprobleme sind nie auf immer gelöst. Sind sie es einmal anscheinend, so ist es immer ein Verlust. Ihr Sinn und Zweck scheint nicht in ihrer Lösung zu liegen, sondern darin, dass wir unablässig an ihnen arbeiten. Das allein bewahrt uns vor Verdummung und Versteinerung. So ist auch die Lösung der Probleme des Jugendalters durch die Beschränkung auf das Erreichbare nur temporär gültig und, im Grunde genommen, nicht von Dauer. Es ist unter allen Umständen eine ganz erhebliche Leistung, sich eine soziale Existenz zu erkämpfen und seine ursprüngliche Natur so umzuformen, dass sie in diese Existenzform mehr oder weniger hineinpasst. Es ist ein Kampf nach innen und außen, vergleichbar dem Kampfe des Kindesalters um die Existenz des Ich. Jener Kampf verläuft allerdings für uns meistens im Dunkeln, aber wenn wir sehen, mit welcher Hartnäckigkeit kindliche Illusionen, Voraussetzungen, egoistische Gewohnheiten usw. später noch festgehalten werden, so können wir daraus ermessen, welche Intensitäten früher darauf verwendet worden sind, um sie zu erzeugen. Und so geschieht es nun auch mit den Idealen, Überzeugungen, leitenden Ideen, Einstellungen usw., die uns im Jugendalter ins Leben hineinfahren, für die wir kämpfen, leiden und siegen: Sie verwachsen mit unserem Wesen, wir verwandeln uns anscheinend in sie, und deshalb setzen wir sie ad libitum fort mit jener Selbstverständlichkeit, mit der der junge Mensch sein Ich nolens volens der Welt oder sich selbst gegenüber zur Geltung bringt.

Je mehr man sich der Lebensmitte nähert und je mehr es einem gelungen ist, sich in seiner persönlichen Einstellung und sozialen Lage zu festigen, desto mehr will es einem scheinen, dass man den richtigen Lauf des Lebens und die richtigen Ideale und Prinzipien des Verhaltens entdeckt habe. Darum setzt man dann auch ihre ewige Gültigkeit voraus und macht sich eine Tugend daraus, an ihnen auf immer hängenzubleiben. Man übersieht dabei die eine wesentliche Tatsache, dass die Erreichung des sozialen Zieles auf Kosten der Totalität der Persönlichkeit erfolgt. Viel, allzu viel Leben, das auch hätte gelebt werden können, blieb vielleicht in den Rumpelkammern verstaubter Erinnerung liegen, manchmal sind es auch glühende Kohlen unter grauer Asche.

Statistisch zeigen die Depressionen von Männern um vierzig herum eine gesteigerte Häufigkeit. Bei Frauen beginnen die neurotischen Schwierigkeiten in der Regel etwas früher. In dieser Lebensphase, eben zwischen fünfunddreißig und vierzig, bereitet sich nämlich eine bedeutende Veränderung der menschlichen Seele vor. Es ist allerdings zunächst keine bewusste und auffallende Veränderung, vielmehr handelt es sich um indirekte Anzeichen von Veränderungen, die im Unbewussten ihren Anfang zu nehmen scheinen. Manchmal ist es etwas wie eine langsame Charakteränderung, ein anderes Mal kommen Eigenschaften wieder zum Vorschein, die seit dem Kindesalter verschwunden waren, oder die bisherigen Neigungen und Interessen fangen an zu verblassen und an ihre Stelle treten andere, oder – was sehr häufig ist – die bisherigen Überzeugungen und Prinzipien, besonders die moralischen, beginnen sich zu verhärten und zu versteifen, was sich allmählich gegen fünfzig bis zu Unduldsamkeit und Fanatismus steigern kann – wie wenn diese Prinzipien in ihrer Existenz bedroht wären und deshalb erst recht betont werden müssten.

Nicht immer klärt sich im erwachsenen Alter der Wein der Jugend, manchmal trübt er sich auch. Am besten kann man alle diese Erscheinungen bei etwas einseitigen Menschen beobachten. Manchmal treten sie früher, manchmal später auf. Öfters wird, wie mir scheint, ihr Eintritt verzögert durch die Tatsache, dass die Eltern der betreffenden Person noch am Leben sind. Es ist dann, wie wenn die Jugendphase ungebührlich lange hinausgezogen würde. Ich habe dies namentlich bei Männern gesehen, wo der Vater noch lange am Leben war. Sein Tod wirkt dann wie eine überstürzte Reifung, sozusagen katastrophal.

Ich weiß von einem frommen Manne, der Kirchenvorsteher war und ungefähr von vierzig an sich in eine unerträgliche moralische und religiöse Unduldsamkeit hineinsteigerte. Dabei verdüsterte sich sein Gemüt zusehends. Er war schließlich nichts mehr als eine finster dreinschauende Säule der Kirche. So brachte er es auf fünfundfünfzig Jahre, wo er einmal, mitten in der Nacht, sich plötzlich im Bett aufsetzte und zu seiner Frau sagte: »Jetzt hab' ich's heraus. Ich bin eigentlich ein Lump.« Diese Selbsterkenntnis blieb praktisch nicht ohne Folgen. Er verbrachte die letzten Jahre seines Lebens in Saus und Braus, wobei auch ein großer Teil seines Vermögens draufging. Offenbar ein nicht ganz unsympathischer Mensch, der beider Extreme fähig war!

Die sehr häufigen neurotischen Störungen des Erwachsenenalters haben alle das eine gemeinsam, dass sie nämlich die Psychologie der Jugendphase über die Schwelle des berühmten Schwabenalters hinüberretten wollen. Wer kennt nicht jene rührenden alten Herren, die die Studentenzeit immer wieder aufwärmen müssen und nur im Rückblick auf ihre homerische Heldenzeit ihre Lebensflamme anfachen können, im Übrigen aber in einem hoffnungslosen Philisterium verholzt sind? Sie haben allerdings in der Regel den einen, nicht zu unterschätzenden Vorteil, dass sie nämlich nicht neurotisch sind, sondern für gewöhnlich bloß langweilig und stereotyp.

Der Neurotische ist vielmehr der, dem es in der Gegenwart nie, wie er es möchte, gelingen will und der sich deshalb auch nicht am Vergangenen freuen kann. Wie er früher nicht von der Kindheit loskam, so vermag er sich jetzt nicht der Jugendphase zu entschlagen. Er kann sich anscheinend in den grauen Gedanken des Altwerdens nicht finden und schaut deshalb krampfhaft zurück, weil der Ausblick nach vorne unerträglich ist. Wie der kindhafte Mensch vor der Unbekanntheit der Welt und des Lebens furchtsam zurückschreckt, so weicht auch der Erwachsene vor der zweiten Lebenshälfte zurück, wie wenn dort unbekannte, gefährliche Aufgaben seiner harrten, oder wie wenn er dort von Opfern und Verlusten bedroht wäre, die er nicht auf sich nehmen könnte, oder wie wenn ihm das bisherige Leben so schön und so teuer vorkäme, dass er es nicht missen könnte.

Ist es vielleicht in letzter Linie die Angst vor dem Tode? Das scheint mir nicht sehr wahrscheinlich, weil in der Regel der Tod noch weit weg und darum etwas abstrakt ist. Die Erfahrung zeigt vielmehr, dass Grund und Ursache aller Schwierigkeiten dieses Überganges eine tiefliegende, merkwürdige Veränderung der Seele ist. Um dies zu charakterisieren, möchte ich den täglichen Sonnenlauf zum Gleichnis nehmen. Denken Sie sich eine Sonne, von menschlichem Gefühl und menschlichem Augenblicksbewusstsein beseelt. Am Morgen entsteht sie aus dem nächtlichen Meere der Unbewusstheit und erblickt nun die weite, bunte Welt in immer weiterer Erstreckung, je höher sie sich am Firmament erhebt. In dieser Erweiterung ihres Wirkungskreises, die durch das Aufsteigen verursacht ist, wird die Sonne ihre Bedeutung erkennen und ihr höchstes Ziel in größtmöglicher Höhe und damit auch in größtmöglicher Erstreckung ihres Segens erblicken. Mit dieser Überzeugung erreicht die Sonne die unvorhergesehene Mittagshöhe – unvorhergesehen, weil ihre einmalige individuelle Existenz ihren Kulminationspunkt nicht vorher wissen konnte. Um zwölf Uhr mittags beginnt der Untergang. Und der Untergang ist die Umkehrung aller Werte und Ideale des Morgens. Die Sonne wird inkonsequent. Es ist, wie wenn sie ihre Strahlen einzöge. Licht und Wärme nehmen ab bis zum schließlichen Erlöschen.

Alle Vergleiche hinken. Dieser Vergleich hinkt aber wenigstens nicht mehr als andere. Ein französisches Bonmot fasst die Wahrheit dieses Vergleiches zynisch und resigniert zusammen. Es heißt: »Si jeunesse savait, si vieillesse pouvait.«

Glücklicherweise sind wir Menschen keine Sonnen, sonst wäre es mit unseren Kulturwerten übel bestellt. Aber etwas ist sonnenhaft in uns, und Morgen und Frühling und Abend und Herbst des Lebens sind nicht bloß sentimentales Gerede, sondern psychologische Wahrheiten, ja, noch mehr, es sind sogar physiologische Tatsachen, denn der Mittagsumsturz verkehrt sogar körperliche Eigenschaften. Besonders bei südlichen Völkern findet man, dass ältere Frauen raue, tiefe Stimmen, Schnurrbärte, harte Gesichtszüge und in verschiedenen anderen Hinsichten männliches Wesen entwickeln. Umgekehrt mildert sich der physische männliche Habitus durch weibliche Züge wie Fettansatz und weicheren Gesichtsausdruck.

Es gibt in der ethnologischen Literatur einen interessanten Bericht über einen indianischen Häuptling und Krieger, dem um die Lebensmitte der Große Geist im Traum erschien und verkündete, dass er von nun an mit den Weibern und Kindern sitzen, Weiberkleider tragen und der Weiber Speise essen müsse. Er gehorchte diesem Traumgesicht, ohne seine Reputation einzubüßen. Diese Vision ist der getreue Ausdruck der psychischen Mittagsrevolution, des Untergangsbeginnes. Die Werte, ja sogar die Körper verwandeln sich ins Gegenteil, wenigstens andeutungsweise.

Man könnte zum Beispiel das Männliche und das Weibliche zusammen mit den seelischen Eigenschaften mit einem bestimmten Vorrat von Substanzen vergleichen, die in der ersten Lebenshälfte gewissermaßen ungleich verbraucht werden. Der Mann verbraucht seinen großen Vorrat an männlicher Substanz und hat nur noch den kleineren Betrag an weiblicher Substanz übrig, der nunmehr zur Verwendung gelangt. Umgekehrt die Frau, die ihren bisher unbenutzten Bestand an Männlichkeit nunmehr in Tätigkeit treten lässt.

Mehr noch als im Physischen macht sich diese Veränderung im Psychischen geltend. Wie häufig kommt es zum Beispiel vor, dass der Mann mit fünfundvierzig bis fünfzig Jahren abgewirtschaftet hat und dass dann die Frau die Hosen anzieht und einen kleinen Kramladen eröffnet, wo der Mann vielleicht noch Handlangerdienste tut. Es gibt sehr viele Frauen, die zu sozialer Verantwortlichkeit und zu sozialem Bewusstsein überhaupt erst nach dem vierzigsten Lebensjahre erwachen. Im modernen Geschäftsleben zum Beispiel, besonders in Amerika, ist das sogenannte Breakdown, der nervöse Zusammenbruch, nach dem vierzigsten Jahr ein ungemein häufiges Ereignis. Untersucht man die Opfer genauer, so sieht man, dass das, was zusammengebrochen ist, der bisherige, männliche Stil ist, und zurückgeblieben ist ein verweiblichter Mann. Umgekehrt beobachtet man in denselben Kreisen

Frauen, welche in diesen Jahren eine ungemeine Männlichkeit und Härte des Verstandes entwickeln, welche Herz und Gefühl in den Hintergrund drängen. Sehr häufig sind diese Verwandlungen begleitet von Ehekatastrophen aller Art, denn es ist nicht allzu schwer, sich vorzustellen, was es dann gibt, wenn der Mann seine zarten Gefühle und die Frau ihren Verstand entdeckt.

Das Schlimmste an allen diesen Dingen ist, dass kluge und gebildete Menschen dahinleben, ohne vzu wissen. Gänzlich unvorbereitet treten sie die zweite Lebenshälfte an. Oder gibt es irgendwo Schulen, nicht bloß Hoch-, sondern Höhere Schulen für Vierzigjährige, die sie ebenso auf ihr kommendes Leben und seine Anforderungen vorbereiten, wie die gewöhnlichen und Hochschulen unsere jungen Leute in die Kenntnis von Welt und Leben einführen? Nein, aufs tiefste unvorbereitet treten wir in den Lebensnachmittag, schlimmer noch, wir tun es unter der falschen Voraussetzung unserer bisherigen Wahrheiten und Ideale. Wir können den Nachmittag des Lebens nicht nach demselben Programm leben wie den Morgen, denn was am Morgen viel ist, wird am Abend wenig sein, und was am Morgen wahr ist, wird am Abend unwahr sein. Ich habe zu viele alte Leute behandelt und in die Geheimkammern ihrer Seelen geblickt, um nicht von der Wahrheit dieser Grundregel erschüttert zu sein.

Der alternde Mensch sollte wissen, dass sein Leben nicht ansteigt und sich erweitert, sondern dass ein unerbittlicher innerer Prozess die Verengerung des Lebens erzwingt. Für den jugendlichen Menschen ist es beinahe Sünde oder wenigstens eine Gefahr, zu viel mit sich selber beschäftigt zu sein, für den alternden Menschen ist es eine Pflicht und eine Notwendigkeit, seinem Selbst ernsthafte Betrachtung zu widmen. Die Sonne zieht ihre Strahlen ein, um sich selber zu erleuchten, nachdem sie ihr Licht auf eine Welt verschwendet hat. Stattdessen ziehen es viele Alte vor, Hypochonder, Geizhälse, Prinzipienreiter und laudatores temporis acti oder gar ewig Junge zu werden, ein kläglicher Ersatz für die Erleuchtung des Selbst, aber eine unausbleibliche Folge des Wahnes, dass die zweite Lebenshälfte von den Prinzipien der ersten regiert werden müsse. Ich sagte vorhin, dass wir keine Schulen für Vierzigjährige hätten.

Das ist nicht ganz wahr. Unsere Religionen sind seit alters solche Schulen oder waren es einmal. Aber für wie viele sind sie es noch? Wie viele von uns älteren Leuten sind in einer solchen Schule wirklich für das Geheimnis der zweiten Lebenshälfte, für das Greisenalter, den Tod und die Ewigkeit erzogen worden?

Der Mensch würde gewiss keine siebzig und achtzig Jahre alt, wenn diese Langlebigkeit dem Sinn seiner Spezies nicht entspräche. Deshalb muss auch sein Lebensnachmittag eigenen Sinn und Zweck besitzen und kann nicht bloß ein klägliches Anhängsel des Vormittags sein. Der Sinn des Morgens ist unzweifelhaft die Entwicklung des Individuums, seine Festsetzung und Fortpflanzung in der äußeren Welt und die Sorge für die Nachkommenschaft. Das ist der offensichtliche Naturzweck. Aber wenn dieser Zweck erfüllt, ja reichlich erfüllt ist, soll der Gelderwerb, die Weitereroberung und die Existenzausdehnung über jeden vernünftigen Sinn hinaus beständig weitergehen? Wer solchermaßen das Gesetz des Morgens, also den Naturzweck, in den Lebensnachmittag ohne Not hinüberschleppt, muss es mit seelischen Einbußen bezahlen, genau wie ein Junger, der seinen kindischen Egoismus ins erwachsene Alter hinüberretten will, seinen Irrtum mit sozialen Misserfolgen begleichen muss. Gelderwerb, soziale Existenz, Familie, Nachkommenschaft sind noch bloße Natur, keine Kultur. Kultur liegt jenseits des Naturzweckes. Könnte also Kultur der Sinn und Zweck der zweiten Lebenshälfte sein?

Bei primitiven Stämmen sehen wir zum Beispiel, dass fast stets die Alten die Hüter der Mysterien und Gesetze sind, und in diesen in erster Linie drückt sich die Kultur des Stammes aus. Wie steht es in dieser Hinsicht bei uns? Wo ist die Weisheit unserer Alten? Wo sind ihre Geheimnisse und Traumgesichte? Fast eher wollen es bei uns die Alten den Jungen gleichtun. In Amerika ist es sozusagen das Ideal, dass der Vater der Bruder seiner

Söhne und die Mutter womöglich die jüngere Schwester ihrer Tochter ist.

Ich weiß nicht, wie vieles von dieser Verirrung auf Reaktion gegen frühere Übertreibung der Würde und wie vieles auf falsche Ideale zurückzuführen ist. Letztere bestehen zweifellos: Der Zielpunkt für diese Leute liegt nicht vor, sondern hinter ihnen. Deshalb streben sie danach zurück. Man muss es ihnen zugeben, es ist schwer zu sehen, welch andere Zielpunkte die zweite Lebenshälfte haben sollte als diejenigen der ersten: Erweiterung des Lebens, Nützlichkeit, Wirksamkeit, Figurmachen im sozialen Leben, umsichtige Bugsierung der Nachkommenschaft in passende Ehen und gute Stellungen – Lebenszweck genug! Leider nicht genügend Sinn und Zweck für viele, die im Altern nur das bloße Abnehmen des Lebens zu erblicken und die früheren Ideale als verblasst und verbraucht zu empfinden vermögen! Gewiss, hätten diese Menschen früher schon ihre Lebensschale bis zum Überfließen gefüllt und bis zum Grunde geleert, so würden sie jetzt wohl anders empfinden, sie hätten nichts zurückgehalten, alles, was brennen wollte, wäre verbrannt, und die Stille des Alters wäre ihnen willkommen. Aber wir dürfen nicht vergessen, dass die wenigsten Menschen Lebenskünstler sind und dass zudem die Lebenskunst die vornehmste und seltenste aller Künste ist – den ganzen Becher in Schönheit zu leeren, wem gelänge das? So bleibt für viele Menschen zu viel Ungelebtes übrig – oftmals sogar Möglichkeiten, die sie beim besten Willen nicht hätten leben können, und so betreten sie die Schwelle des Alters mit einem unerfüllten Anspruch, der ihnen den Blick unwillkürlich rückwärts lenkt.

Solchen Menschen ist es besonders verderblich, zurückzublicken.

Ihnen wäre eine Aussicht nach vorne, ein Zielpunkt in der Zukunft unerlässlich. Deshalb haben auch alle großen Religionen ihre Jenseitsverheißungen, ihren überweltlichen Zielpunkt, der es dem Sterblichen ermöglicht, die zweite Lebenshälfte mit einer ähnlichen Zielstrebigkeit zu leben wie die erste Hälfte. Aber so plausibel dem heutigen Menschen die Ziele der Erweiterung und der Kulmination des Lebens sind, so fragwürdig oder geradezu unglaubhaft ist ihm die Idee irgendeiner Fortdauer des Lebens nach dem Tode. Und doch kann das Ende des Lebens, nämlich der Tod, nur dann ein vernünftiges Ziel sein, wenn das Leben entweder so miserabel ist, dass man schließlich froh ist, wenn es überhaupt aufhört, oder wenn die Überzeugung besteht, dass die Sonne mit der gleichen Konsequenz, mit der sie zum Mittag aufstieg, auch ihren Untergang sucht, »um fernen Völkern zu leuchten«. Aber das Glaubenkönnen ist heutzutage eine so schwierige Kunst geworden, dass es besonders dem gebildeten Teil der Menschheit fast unzugänglich geworden ist. Man hat sich zu sehr an den Gedanken gewöhnt, dass in puncto Unsterblichkeit und dergleichen vielerlei widersprechende Ansichten und keinerlei überzeugende Beweise bestehen. Da unser zeitgenössisches Schlagwort von anscheinend unbedingter Überzeugungskraft »Wissenschaft« ist, so möchte man »wissenschaftliche« Beweise. Diejenigen aber unter den Gebildeten, die denken, wissen ganz genau, dass ein derartiger Beweis zu den philosophischen Unmöglichkeiten gehört. Man kann darüber schlechthin nichts wissen.

Darf ich vielleicht dazu noch anmerken, dass man aus denselben Gründen auch nicht wissen kann, ob nicht doch etwas nach dem Tode passiert? Die Antwort ist ein non liquet, weder positiv noch negativ. Wir wissen einfach nichts wissenschaftlich Bestimmtes darüber und sind damit genau in derselben Lage wie zum Beispiel in der Frage, ob der Mars bewohnt sei oder nicht; dabei macht es den Marsbewohnern, wenn es welche gibt, gar nichts aus, ob wir ihre Existenz bejahen oder verneinen. Sie können sein oder nicht sein. Und so ist es mit der sogenannten Unsterblichkeit, womit wir das Problem ad acta legen könnten.

Hier erwacht aber mein ärztliches Gewissen, das etwas Wesentliches zu dieser Frage noch zu sagen hat. Ich habe nämlich die Beobachtung gemacht, dass ein zielgerichtetes Leben im Allgemeinen ein besseres, reicheres, gesünderes ist als ein zielloses, und dass es besser ist, mit der Zeit vorwärts als gegen die Zeit rückwärtszugehen. Dem Seelenarzte erscheint der Alte, der sich vom Leben nicht trennen kann, ebenso schwächlich und krankhaft wie der Junge, der es nicht aufzubauen vermag. Und tatsächlich handelt es sich in vielen Fällen um dieselbe kindliche Begehrlichkeit, dieselbe Furcht, denselben Trotz und Eigensinn im einen wie im anderen Falle. Ich bin als Arzt überzeugt, dass es sozusagen hygienischer ist, im Tode ein Ziel zu erblicken, nach dem gestrebt werden sollte, und dass das Sträuben dagegen etwas Ungesundes und Abnormes ist, denn es beraubt die zweite Lebenshälfte ihres Zieles. Ich finde deshalb alle Religionen mit einem überweltlichen Ziel äußerst vernünftig, vom Standpunkt einer seelischen Hygiene aus gesehen. Wenn ich ein Haus bewohne, von dem ich weiß, dass es innerhalb der nächsten vierzehn Tage über meinem Kopf zusammenbricht, so werden alle meine Lebensfunktionen von diesem Gedanken beeinträchtigt sein; wenn ich mich dagegen sicher fühle, so kann ich gemächlich und normal darin leben. Es wäre also vom seelenärztlichen Standpunkt aus gut, wenn wir denken könnten, dass der Tod nur ein Übergang sei, ein Teil eines unbekannt großen und langen Lebensprozesses.

Obschon weitaus die meisten Menschen nicht wissen, wozu der Körper Kochsalz braucht, so verlangen doch alle danach aus einem instinktiven Bedürfnis. So geht es auch in seelischen Dingen. Weitaus die meisten Menschen haben von jeher das Bedürfnis nach Fortdauer verspürt. Wir sind daher mit unserer Konstatierung nicht abseits, sondern in der Mitte der großen Heerstraße des Menschheitslebens. Daher denken wir im Sinne des Lebens richtig, auch wenn wir nicht verstehen, was wir denken.

Verstehen wir überhaupt je, was wir denken? Wir verstehen bloß jenes Denken, das nichts ist als eine Gleichung, aus der nie mehr herauskommt, als wir hineingesteckt haben. Das ist der Intellekt: Über ihn hinaus aber gibt es ein Denken in urtümlichen Bildern, in Symbolen, die älter sind als der historische Mensch, ihm seit Urzeiten angeboren und alle Generationen überdauernd, ewig lebendig die Untergründe unserer Seele erfüllend. Volles Leben ist nur in Übereinstimmung mit ihnen möglich, Weisheit ist Rückkehr zu ihnen. Es handelt sich in Wirklichkeit weder um Glauben noch um Wissen, sondern um die Übereinstimmung unseres Denkens mit den Urbildern unseres Unbewussten, welche die unvorstellbaren Mütter jedes Gedankens sind, welchen auch immer unser Bewusstsein zu ergrübeln vermag. Und einer dieser Urgedanken ist die Idee vom Leben jenseits des Todes. Die Wissenschaft ist mit diesen Urbildern inkommensurabel. Es sind irrationale Gegebenheiten, Bedingungen a priori der Imagination, welche schlechthin *sind* und deren Zweckmäßigkeit und Berechtigung die Wissenschaft nur a posteriori erforschen kann, wie etwa die Funktion der Schilddrüse, die man vor dem 19. Jahrhundert ebenso gut als ein sinnloses Organ hätte erklären können. Urbilder sind für mich nämlich etwas wie seelische Organe, denen ich möglichst Sorge trage, weshalb ich etwa einem älteren Patienten sagen muss: »Ihr Gottesbild oder Ihre Unsterblichkeitsidee ist atrophisch, infolgedessen ist Ihr seelischer Stoffwechsel außer Rand und Band.« Sinnreicher und tiefer, als wir dachten, ist das alte φάρμακον ἀθανασίας, das Heilmittel der Unsterblichkeit.

Lassen Sie mich zum Schluss noch für einen Augenblick zum Sonnengleichnis zurückkehren. Die 180 Grade unseres Lebensbogens zerfallen in vier Teile. Das erste östliche Viertel ist die Kindheit, das heißt derjenige problemlose Zustand, wo wir erst ein Problem für andere, aber eigener Problematik noch nicht bewusst sind. Die bewusste Problematik erstreckt sich über das zweite und dritte Viertel, und im letzten Viertel, im Greisenalter, tauchen wir wieder ein in jenen Zustand, wo wir, unbekümmert um unsere Bewusstseinslage, wieder mehr ein Problem für die anderen werden. Kindheit und hohes Alter sind zwar äußerst verschieden, aber haben das eine gemeinsam, nämlich das Eingetauchtsein in unbewusst Seelisches. Da die Seele des Kindes aus dem Unbewussten sich herausentwickelt, so ist seine Psychologie, obschon auch schwierig, so doch eher auszumachen als die des Greises, der in das Unbewusste wieder versinkt und zunehmend darin verschwindet. Kindheit und Greisenalter sind die problemlosen Zustände des Lebens, weshalb ich sie hier auch nicht in Betracht gezogen habe.

Seele und Tod

Schon öfters ist an mich die Frage gerichtet worden, was ich vom Tode halte, von jenem unproblematischen Ende der menschlichen Einzelexistenz. Der Tod ist uns bekannt als ein Ende schlechthin. Es ist der Schlusspunkt, welcher oft noch vor das Ende des Satzes gesetzt wird, über den hinaus es nur noch Erinnerung oder Folgewirkung bei anderen gibt. Für den Betroffenen aber ist der Sand im Glase abgelaufen; der rollende Stein ist zur Ruhelage gekommen. Angesichts solchen Todes erscheint uns das Leben stets wie ein Ablauf, wie der Gang einer aufgezogenen Uhr, deren endlicher Stillstand selbstverständlich ist. Nie sogar sind wir mehr vom »Ablauf« des Lebens überzeugt, als wenn ein Menschenleben vor unseren Augen zu Ende kommt, und nie erhebt sich dringender und peinlicher die Frage nach Sinn und Wert des Lebens, als wenn wir sehen, wie der letzte Hauch einen eben noch lebendigen Körper verlässt. Wie anders erscheint uns der Sinn des Lebens, wenn wir den jugendlichen Menschen sich um ferne Ziele bemühen und Zukunft schaffen sehen, als wenn ein unheilbar Kranker oder ein Greis widerwillig und kraftlos ins Grab sinkt! Die Jugend – will es uns scheinen – hat Ziel, Zukunft, Sinn und Wert. Das Zuendegehen aber ist ein bloß sinnloses Aufhören. Hat ein Junger Angst vor Welt, Leben und Zukunft, so findet es jedermann bedauerlich, unvernünftig, neurotisch; man hält ihn für einen feigen Drückeberger. Wenn aber der alternde Mensch ein geheimes Grauen, ja, sogar Todesangst empfindet beim Gedanken, dass seine vernünftige Lebenserwartung jetzt nur noch so und so viele Jahre beträgt, dann ist man peinlich an gewisse Gefühle im eigenen Busen erinnert; man schaut womöglich weg und lenkt das Gespräch auf ein anderes Thema. Der Optimismus, mit dem man den Jungen beurteilt, versagt hier. Man hat zwar für alle Fälle ein paar passende Lebensweisheiten zur Hand, welche man bei Gelegenheit dem anderen gegenüber zum Besten gibt, zum Beispiel »Jeder muss einmal sterben«, »Man lebt nicht ewig« usw. Aber wenn man allein ist, und es ist Nacht und so dunkel und still, dass man nichts hört und nichts sieht als die Gedanken, welche Lebensjahre addieren und subtrahieren, als die lange Reihe jener unangenehmen Tatsachen, welche erbarmungslos beweisen, wie weit der Zeiger der Uhr vorgerückt ist, als das langsame und unaufhaltsame Näherkommen jener schwarzen Wand, welche alles, was ich liebe, wünsche, besitze, hoffe und erstrebe, endgültig verschlingen wird, dann verkriechen sich alle Lebensweisheiten in ein unauffindbares Versteck, und Angst fällt auf den Schlaflosen wie eine erstickende Decke.

Wie es eine große Zahl junger Menschen gibt, die im Grunde genommen eine panische Angst haben vor dem Leben, das sie doch so sehr ersehnen, so gibt es eine vielleicht noch größere Zahl alternder Menschen, welche die gleiche Furcht vor dem Tode haben. Ja, ich habe die Erfahrung gemacht, dass gerade jene jungen Leute, welche das Leben fürchten, später ebenso sehr an Todesangst leiden. Sind sie jung, so sagt man, sie hätten infantile Widerstände gegen die normalen Forderungen des Lebens; sind sie alt, so müsste man eigentlich dasselbe sagen, nämlich dass sie ebenfalls Angst vor einer normalen Forderung des Lebens haben. Aber man ist dermaßen davon überzeugt, dass der Tod einfach das Ende eines Ablaufes ist, dass es einem in der Regel gar nicht beikommt, den Tod ähnlich als ein Ziel und eine Erfüllung aufzufassen, wie man es bei den Zwecken und Absichten des aufsteigenden, jugendlichen Lebens ohne weiteres tut.

Das Leben ist ein energetischer Ablauf wie irgendeiner. Aber jeder energetische Vorgang ist im Prinzip irreversibel und darum eindeutig auf ein Ziel gerichtet, und das Ziel ist die Ruhelage. Jeder Vorgang ist schließlich nichts anderes als eine anfängliche Störung einer sozusagen ewigen Ruhelage, die sich immer wieder herzustellen sucht. Das Leben ist sogar das Teleologische par excellence, es ist Zielstrebigkeit selber, und der lebende Körper ist ein System von Zweckmäßigkeiten, welche sich zu erfüllen trachten. Das Ende jeglichen Ablaufes ist sein Ziel. Jeder Ablauf ist wie ein Läufer, der mit größter Anstrengung und stärkstem Kraftaufwand danach strebt, sein Ziel zu erreichen. Jugendliche Sehnsucht nach Welt und Leben, nach Erreichung hochgespannter Hoffnungen und ferner Ziele ist die offenkundige Zielstrebigkeit des Lebens, welche sich sofort in Lebensangst, neurotische Widerstände, Depressionen und Phobien verwandelt, wenn sie irgendwo an der Vergangenheit hängenbleibt oder vor Wagnissen zurückschreckt, ohne welche die gesteckten Ziele nicht erreicht werden können. Mit der Erlangung der Reife und des Höhepunktes des biologischen Lebens, welcher ungefähr mit der Lebensmitte zusammenfällt, hört aber die Zielstrebigkeit des Lebens keineswegs auf. Mit derselben Intensität und Unaufhaltsamkeit, mit der es vor der Lebensmitte bergauf ging, geht es jetzt bergab, denn das Ziel liegt nicht auf dem Gipfel, sondern im Tale, wo der Aufstieg begann. Die Kurve des Lebens ist wie eine Geschossparabel. In seiner anfänglichen Ruhelage gestört, steigt das Geschoss auf und kehrt wieder zur Ruhelage zurück.

Die psychologische Lebenskurve allerdings will mit dieser Naturgesetzmäßigkeit nicht stimmen. Die Unstimmigkeit fängt gelegentlich schon frühe im Aufstieg an. Das Geschoss steigt zwar biologisch, aber psychologisch zögert es. Man bleibt hinter seinen Jahren zurück, man bewahrt seine Kindheit, wie wenn man sich vom Boden nicht trennen könnte. Man hält den Zeiger an und bildet sich ein, die Zeit stehe dann still. Ist man mit einiger Verspätung schließlich doch auf einen Gipfel gelangt, so setzt man sich psychologisch auch dort wieder zur Ruhe, und obschon man merken könnte, wie man auf der anderen Seite wieder herunterrutscht, so klammert man sich doch wenigstens mit anhaltenden Rückblicken an die einstmals erreichte Höhe. Wie früher die Furcht als Hemmnis vor dem Leben stand, so steht sie jetzt vor dem Tode. Es wird zwar zugegeben, dass man aus Furcht vor dem Leben sich beim Aufstieg verspätet hat, erhebt aber jetzt gerade wegen der Verspätung einen umso größeren Anspruch auf das Festhalten der erreichten Höhe. Es ist zwar offenkundig geworden, dass das Leben sich trotz allen Widerständen (die jetzt – ach so sehr – bereut werden) durchgesetzt hat, aber ungeachtet dieser Erkenntnis wird jetzt doch wieder versucht, das Leben stillzustehen. Damit verliert die Psychologie eines solchen Menschen ihren natürlichen Boden. Sein Bewusstsein steht in der Luft, während unter ihm die Parabel mit vermehrter Geschwindigkeit absinkt.

Der Nährboden der Seele ist das natürliche Leben. Wer dieses nicht begleitet, bleibt in der Luft hängen und erstarrt. Darum verholzen so viele Menschen im reifen Alter, sie schauen zurück und klammern sich an die Vergangenheit mit geheimer Todesfurcht im Herzen. Sie entziehen sich dem Lebensprozess wenigstens psychologisch und bleiben darum als Erinnerungssalzsäulen stehen, die sich zwar noch lebhaft an ihre Jugendzeit zurückerinnern, aber kein lebendiges Verhältnis zur Gegenwart finden können. Von der Lebensmitte an bleibt nur der lebendig, der mit dem Leben sterben will. Denn das, was in der geheimen Stunde des Lebensmittags geschieht, ist die Umkehr der Parabel, *die Geburt des Todes*. Das Leben der zweiten Lebenshälfte heißt nicht Aufstieg, Entfaltung, Vermehrung, Lebensüberschwang, sondern Tod, denn sein Ziel ist das Ende. Seine-Lebenshöhe-nicht-Wollen ist dasselbe wie Sein-Ende-nicht-Wollen. Beides ist: Nicht-leben-Wollen. Nicht-leben-Wollen ist gleichbedeutend mit Nicht-sterben-Wollen. Werden und Vergehen ist dieselbe Kurve.

Diese ganz unzweifelhafte Wahrheit macht das Bewusstsein wenn irgend möglich nicht mit. Man ist in der Regel an seine Vergangenheit verhaftet und bleibt in der Illusion der Jugendlichkeit stecken. Altsein ist äußerst unpopulär. Man scheint nicht zu berücksichtigen, dass Nicht-altern-Können genauso blödsinnig ist wie den Kinderschuhen Nicht-entwachsen-Können. Ein Mann von dreißig, der noch infantil ist, ist wohl bedauernswert, aber ein jugendlicher Siebzigjähriger, ist das nicht entzückend? Und doch sind beide pervers, stillos, psychologische Naturwidrigkeiten. Ein Junger, der nicht kämpft und siegt, hat das Beste seiner Jugend verpasst, und ein Alter, welcher auf das Geheimnis der Bäche, die von Gipfeln in Täler rauschen, nicht zu lauschen versteht, ist sinnlos, eine geistige Mumie, welche nichts ist als erstarrte Vergangenheit. Er steht abseits von seinem Leben, maschinengleich sich wiederholend bis zur äußersten Abgedroschenheit. Was für eine Kultur, die solcher Schattengestalten bedarf!

Unsere statistisch vorhandene relative Langlebigkeit ist eine Kulturerrungenschaft. Primitive Menschen erreichen nur ausnahmsweise ein hohes Alter. So sah ich nur ganz wenige Männer mit weißen Haaren und schätzungsweise älter als sechzig bei den von mir besuchten primitiven Stämmen in Ostafrika. Aber die waren wirklich alt, und zwar so, wie wenn sie immer alt gewesen wären, so völlig hatten sie sich in ihr Alter eingelebt. Sie waren eben das, was sie waren, in jeglicher Beziehung. Wir sind immer nur mehr oder weniger, als wir eigentlich sind. Es ist, wie wenn unser Bewusstsein von seiner natürlichen Grundlage etwas abgerutscht wäre und sich mit der natürlichen Zeit nicht mehr ganz auskennte. Es scheint, als ob wir an einer Hybris des Bewusstseins litten, die uns vorspiegelt, die Lebenszeit sei eine bloße Illusion, die man nach Belieben ändern könne. (Man fragt sich, woher das Bewusstsein seine Fähigkeit, naturwidrig sein zu können, eigentlich bezieht und was solche Eigenmächtigkeit wohl bedeutet.)

Wie die Flugbahn des Geschosses im Ziel, so endet das Leben im Tod, der mithin das Ziel des ganzen Lebens ist. Selbst dessen Aufstieg und sein Höhepunkt sind nur Stufen und Mittel zum Zwecke, das Ziel, nämlich den Tod, zu erreichen. Diese paradoxe Formel ist nichts als der logische Schluss aus der Tatsache der Zielstrebigkeit und Zweckbestimmtheit des Lebens. Ich glaube nicht, dass ich mich damit einer syllogistischen Spielerei schuldig mache. Dem Aufstieg des Lebens billigen wir Ziel und Sinn zu, warum nicht dem Abstieg? Die Geburt des Menschen ist bedeutungsschwanger, warum nicht der Tod? Der junge Mensch wird zwanzig und mehr Jahre auf die völlige Entfaltung seiner Einzelexistenz vorbereitet, warum soll er sich nicht zwanzig und mehr Jahre auf sein Ende vorbereiten? Allerdings – mit dem Höhepunkt hat man es sichtlich erreicht, man ist's und man hat's. Was ist aber mit dem Tod erreicht?

Es ist mir unsympathisch, in dem Moment, wo man etwas erwarten dürfte, plötzlich einen Glauben aus der Tasche zu ziehen und meinen Leser aufzufordern, ausgerechnet das zu tun, was er nie konnte, nämlich etwas glauben. Ich muss gestehen, ich konnte es auch nie. Darum werde ich jetzt gewiss nicht behaupten, man müsse eben glauben, dass der Tod eine zweite Geburt sei und in eine Fortdauer über das Grab hinaus überleite. Ich darf aber wenigstens erwähnen, dass der consensus gentium ausgesprochene Auffassungen vom Tode hat, welche sich in allen großen Religionen der Erde unmissverständlich ausgedrückt haben. Ja, man kann sogar behaupten, dass die Mehrzahl dieser Religionen komplizierte Systeme der Vorbereitung des Todes sind, und zwar in einem solchen Maße, dass das Leben tatsächlich im Sinne meiner obigen paradoxen Formel nichts bedeutet als eine Vorbereitung auf das letzthinnige Ziel, den Tod. Für die beiden größten lebenden Religionen, das Christentum und den Buddhismus, vollendet sich der Sinn des Daseins in seinem Ende.

Mit der Epoche der Aufklärung hat sich eine Meinung über das Wesen der Religionen entwickelt, welche wegen ihrer weiten Verbreitung Erwähnung verdient, obschon sie ein typisch aufklärerisches Missverständnis ist. Nach dieser Meinung sollen Religionen etwas wie philosophische Systeme und, wie diese, mit dem Kopf ausgeklügelt worden sein. Irgendjemand habe einmal einen Gott und sonstige Dogmen erfunden und mit dieser »wunscherfüllenden« Fantasie die Menschheit an der Nase herumgeführt. Dieser Meinung steht aber die psychologische Tatsache gegenüber, dass die religiösen Symbole mit dem Kopf eben gerade sehr schlecht gedacht werden können. Sie stammen auch gar nicht aus dem Kopfe, sondern irgendwo anders her, vielleicht aus dem Herzen, jedenfalls aus einer psychischen Tiefenschicht, die dem Bewusstsein, das immer nur Oberfläche ist, wenig ähnelt. Darum haben die religiösen Symbole auch ausgesprochenen »Offenbarungscharakter«, das heißt, sie sind in der Regel spontane Erzeugnisse der unbewussten Seelentätigkeit. Sie sind alles, nur nicht ausgedacht; sie sind vielmehr im Laufe der Jahrtausende allmählich gewachsen, wie Pflanzen, als natürliche Offenbarungen der Menschheitsseele. Auch heutzutage können wir noch immer die spontane Entstehung echter und rechter religiöser Symbole bei einzelnen Individuen beobachten, wo sie aus dem Unbewussten hervorwachsen wie Blumen fremder Art, und das Bewusstsein steht verlegen daneben und weiß nicht recht, was es mit solcher Geburt anfangen soll. Es lässt sich mit nicht allzu großen Schwierigkeiten feststellen, dass diese individuellen Symbole inhaltlich und formal demselben unbewussten »Geiste« (oder was es immer ist) entstammen wie die großen Menschheitsreligionen. Auf alle Fälle beweist die Erfahrung, dass die Religionen keineswegs bewusster Erklügelung, sondern dem natürlichen Leben der unbewussten Seele entstammen und dieses irgendwie adäquat ausdrücken. Daraus nämlich erklärt sich ihre universelle Verbreitung und ihre ungeheure historische Wirkung auf die Menschheit. Eine solche Wirkung wäre unverständlich, wenn die religiösen Symbole nicht zum mindesten psychologische Naturwahrheiten wären.

Ich weiß, dass sehr viele Leute mit dem Wort »psychologisch« Schwierigkeiten haben. Zur Beruhigung dieser Kritiker füge ich deshalb bei, dass kein Mensch weiß, was »Psyche« ist, und dass man ebenso wenig anzugeben weiß, wie weit »Psyche« in der Natur reicht. Eine psychologische Wahrheit ist darum eine ebenso anständige und gute Sache wie eine physikalische Wahrheit, die sich auf den Stoff beschränkt, wie jene auf die Psyche.

Der in den Religionen sich ausdrückende consensus gentium sympathisiert, wie wir sahen, mit meiner paradoxen Formel. Es scheint also der allgemeinen Seele der Menschheit mehr zu entsprechen, wenn wir den Tod als die Sinnerfüllung des Lebens und als sein eigentlichstes Ziel betrachten anstatt als ein bloß sinnloses Aufhören. Wer also einer aufklärerischen Meinung in dieser Hinsicht huldigt, hat sich psychologisch isoliert und steht im Gegensatz zu seinem eigenen allgemeinmenschlichen Wesen.

Dieser letztere Satz enthält die Grundwahrheit aller Neurosen, denn das Wesen der nervösen Störungen besteht in letzter Linie in einer Instinktentfremdung, in einer Abspaltung des Bewusstseins von gewissen seelischen Grundtatsachen. Aufklärerische Meinungen geraten daher unversehens in die unmittelbare Nachbarschaft neurotischer Symptome. Sie sind in der Tat, wie diese, *verbogenes Denken,* das an Stelle des psychologisch richtigen Denkens steht. Letzteres bleibt nämlich immer mit dem Herzen, der Tiefe der Seele, dem Stamme verbunden. Denn – Aufklärung oder nicht, Bewusstsein oder nicht – die Natur bereitet sich auf den Tod vor. Könnten wir die Gedanken eines jungen Menschen direkt beobachten und registrieren, wenn er Zeit und Muße zum Träumen hat, so würden wir neben einigen Erinnerungsbildern wohl in der Hauptsache Fantasien, die sich mit der Zukunft beschäftigen, feststellen können. Tatsächlich besteht weitaus der größte Teil der Fantasien aus Antizipationen. Die Fantasien sind daher größtenteils vorbereitende Handlungen oder gar psychische Einübungen auf gewisse zukünftige Wirklichkeiten. Könnten wir dasselbe Experiment mit einem alternden Menschen anstellen – selbstverständlich, ohne dass er es merkt –, so fänden wir natürlich wegen des Zurückschauens eine größere Anzahl von Erinnerungsbildern als beim jungen Manne, daneben aber eine überraschend große Anzahl von Antizipationen der Zukunft, einschließlich des Todes. Mit zunehmenden Jahren häufen sich sogar die Todesgedanken in erstaunlichem Maße. Der alternde Mensch bereitet sich nolens volens auf den Tod vor. Darum meine ich, dass die Natur schon selber für die Vorbereitung aufs Ende sorgt. Dabei ist es objektiv gleichgültig, was das individuelle Bewusstsein darüber denkt. Subjektiv aber bedeutet es einen gewaltigen Unterschied, ob das

Bewusstsein Schritt hält mit der Seele oder sich an Meinungen festhakt, welche das Herz nicht kennt. Denn es ist ebenso neurotisch, sich nicht auf den Tod als ein Ziel einzustellen, wie in der Jugend die Fantasien zu verdrängen, welche sich mit der Zukunft beschäftigen.

Ich habe in meiner ziemlich langen psychologischen Erfahrung eine Reihe von Beobachtungen bei Personen gemacht, deren unbewusste Seelentätigkeit ich bis in die unmittelbare Nähe des Todes verfolgen konnte. In der Regel wurde das nahende Ende mit jenen Symbolen angezeigt, mit welchen auch im normalen Leben psychologische Zustandsveränderungen angedeutet werden, nämlich Wiedergeburtsymbole wie Ortsveränderungen, Reisen und dergleichen. Die Hinweise auf den nahenden Tod habe ich mehrfach in Traumreihen bis über ein Jahr zurückverfolgen können, auch in Fällen, wo die äußere Situation keine solchen Gedanken aufkommen ließ. Das Sterben setzte also ein, lange bevor der wirkliche Tod eintrat. Übrigens zeigt sich dies auch öfters in einer eigentümlichen Charakterveränderung, die dem Tod längere Zeit vorausgehen kann. Im Ganzen war ich erstaunt, zu sehen, wie wenig Aufhebens die unbewusste Seele vom Tode macht. Demnach müsste der Tod etwas verhältnismäßig Belangloses sein, oder unsere Seele kümmert sich nicht darum, was dem Individuum zufälligerweise zustößt. Umso mehr aber scheint sich das Unbewusste dafür zu interessieren, *wie* man stirbt, nämlich, ob die Einstellung des Bewusstseins zum Sterben passt oder nicht. So musste ich zum Beispiel einmal eine zweiundsechzigjährige Frau behandeln. Sie war noch frisch und leidlich intelligent. An ihrem Können lag es nicht, dass sie ihre Träume nicht verstehen konnte. Es war leider nur zu deutlich, dass sie nicht einsehen *wollte*. Ihre Träume waren sehr klar, aber ebenso unangenehm. Sie hatte sich in den Kopf gesetzt, dass sie ihren Kindern eine tadellose Mutter sei, aber die Kinder teilten diese Ansicht gar nicht, auch die Träume vertraten eine sehr gegenteilige Überzeugung. Ich war genötigt, nach einigen Wochen fruchtloser Bemühung die Behandlung abzubrechen, da ich zum Militärdienst einrücken musste (es war während des Krieges). Unterdessen erkrankte die Patientin an einem unheilbaren Leiden, das nach einigen Monaten zu einem agonalen Zustand führte, der jeden Augenblick das Ende hätte bedeuten können. Sie befand sich die meiste Zeit in einer Art von Delir oder Somnambulismus, in welch eigentümlicher geistiger Verfassung sie die unterbrochene analytische Arbeit spontanerweise wieder aufnahm. Sie sprach wieder von ihren Träumen und gab sich selber alles zu, was sie mir früher mit größter Zähigkeit abgeleugnet hatte, und noch eine ganze Menge dazu. Diese selbstanalytische Arbeit dauerte täglich einige Stunden während circa sechs Wochen. Am Ende dieses Zeitraums hatte sie sich so beruhigt wie ein Patient in einer normalen Behandlung, und dann starb sie.

Aus dieser und einer Anzahl ähnlicher Erfahrungen muss ich also schließen, dass unserer Seele zum mindesten das Sterben des Individuums doch nicht gleichgültig ist. Der Zwang, alles Verkehrte noch richtigzustellen, der so häufig bei Sterbenden beobachtet wird, dürfte in gleiche Richtung weisen.

Wie diese Erfahrungen letztlich gedeutet werden müssten, ist ein Problem, das die Kompetenzen einer Erfahrungswissenschaft sowohl wie unsere intellektuellen Möglichkeiten überschreitet, denn zu einer Schlussfolgerung gehört notwendigerweise noch die Erfahrung des Todes. Dieses Ereignis versetzt aber den Beobachter unglücklicherweise in eine Lage, welche ihm die objektive Mitteilung seiner Erfahrung und der Schlüsse, die sich daraus ergeben, verunmöglicht.

Das Bewusstsein bewegt sich in engen Schranken, eingespannt in eine kurze Zeitstrecke zwischen Anfang und Ende, die erst noch etwa um ein Drittel durch periodischen Schlaf verkürzt wird. Das Leben des Körpers dauert etwas länger, es fängt stets früher an und hört sehr oft später auf als das Bewusstsein. Anfang und Ende sind die unvermeidlichen Aspekte aller Vorgänge. Jedoch bei näherem Zusehen fällt es ungeheuer schwer, anzugeben, wo etwas anfängt und wo etwas aufhört, denn die Ereignisse und Vorgänge, die Anfänge und Beendigungen bilden genau genommen ein nirgends teilbares Kontinuum. Wir teilen Vorgänge ab zum Zwecke der Unterscheidung und des Erkennens, im Grunde dabei wissend, dass jede Trennung arbiträr und konventionell ist. In das Kontinuum des Weltvorganges greifen wir damit nicht ein, denn »Anfang« und »Ende« sind in allererster Linie Notwendigkeiten unseres bewussten Erkenntnisprozesses. Wohl können wir mit hinlänglicher Sicherheit feststellen, dass ein individuelles Bewusstsein in Bezug auf uns selber zum Ende gekommen ist. Ob aber damit auch die Kontinuität des psychischen Vorganges unterbrochen ist, bleibt zweifelhaft, denn die Gehirnverhaftung der Psyche ist heutzutage mit weit geringerer Sicherheit zu behaupten als noch vor fünfzig Jahren. Vorerst muss die Psychologie noch gewisse parapsychologische Tatsachen verdauen, womit sie aber noch nicht einmal angefangen hat.

Es scheinen nämlich der uns unbewussten Psyche Eigenschaften zuzukommen, welche ein ganz merkwürdiges Licht auf deren Verhältnis zu Raum und Zeit werfen. Ich meine damit die räumlichen und zeitlichen telepathischen Phänomene, die bekanntlich viel leichter zu ignorieren als zu erklären sind. Die Wissenschaft hat sich's bis jetzt, bis auf wenige rühmliche Ausnahmen, in dieser Hinsicht sehr bequem gemacht. Ich muss aber gestehen, dass mir die sogenannten telepathischen Fähigkeiten der Psyche erhebliches Kopfzerbrechen verursacht haben, denn mit dem Schlagwort »Telepathie« ist noch längstens nichts erklärt. Die raumzeitliche Bewusstseinsbeschränkung ist eine dermaßen überwältigende Tatsache, dass jede Durchbrechung dieser fundamentalen Wahrheit eigentlich ein Ereignis von höchster theoretischer Bedeutung ist, denn es wäre damit erwiesen, dass die Raumzeitbeschränkung eine aufhebbare Bestimmung ist. Die aufhebende Bedingung wäre die Psyche, welcher also die Raumzeitlichkeit höchstens als relative, das heißt bedingte Eigenschaft anhaften würde. Gegebenenfalls aber könnte sie die Schranke der Raumzeitlichkeit auch durchbrechen, und zwar notwendigerweise vermöge einer ihr wesentlichen Eigenschaft relativer Raum- und Zeitlosigkeit. Diese, wie es mir scheint, sehr naheliegende Möglichkeit ist von so unabsehbarer Tragweite, dass sie den forschenden Geist zu größter Anstrengung anspornen sollte. Unsere gegenwärtige Bewusstseinsentwicklung ist aber dermaßen rückständig (Ausnahmen bestätigen die Regel!), dass es noch allgemein an wissenschaftlichem und denkerischem Rüstzeug fehlt, um die Tatsachen der Telepathie in ihrer Bedeutung für das Wesen der Psyche genügend auszuwerten. Ich habe auf diese Gruppe von Erscheinungen bloß hingewiesen, um anzudeuten, dass die Gehirnverhaftung der Psyche, das heißt ihre Raumzeitbeschränkung, doch nicht so selbstverständlich und unumstößlich ist, wie man bisher glaubte annehmen zu dürfen.

Wer auch nur über einige Kenntnisse des bereits vorhandenen und genügend gesicherten parapsychologischen Beweismaterials verfügt, weiß, dass im Besonderen die sogenannten telepathischen Erscheinungen unzweifelhafte Tatsachen sind. Eine objektive Sichtung und Kritik der vorhandenen Beobachtungen muss feststellen, dass sich Wahrnehmungen ereignen, die teils so vor sich gehen, als ob es keinen Raum, teils so, als ob es keine Zeit gäbe. Daraus lässt sich natürlich kein metaphysischer Schluss ableiten, dass es infolgedessen im An-sich der Dinge weder Raum noch Zeit gäbe und dass daher der menschliche Geist in die Raumzeitkategorie wie in eine nebelhafte Illusion eingesponnen wäre. Vielmehr sind Raum und Zeit nicht nur unmittelbarste, naivste Gewissheit, sondern auch empirische Anschaulichkeit, indem alles und jedes Wahrnehmbare so geschieht, als ob es in Raum und Zeit sich ereignete. Angesichts dieser überwältigenden Gewissheit ist es begreiflich, dass der Verstand die größte Mühe hat, die Eigenart des telepathischen Phänomens gelten zu lassen. Wer aber den Tatsachen Gerechtigkeit widerfahren lässt, der kann nicht umhin, zuzugeben, dass die anscheinende Raumzeitlosigkeit deren eigentlichstes Wesen ausmacht. Schließlich sind naive Anschauung und unmittelbare Gewissheit streng genommen nur Beweistümer für ein psychologisches Apriori der Anschauungsform, welche schlechterdings keine andere Form zulässt. Dass unser Anschauungsvermögen ganz und gar außerstande ist, sich eine raumzeitlose Seinsform zu imaginieren, beweist letzten Endes ja keineswegs, dass eine solche an sich unmöglich sei. Und ebenso wenig daher, wie man aus der Eigenschaft einer anscheinenden Raumzeitlosigkeit auf die Tatsache der raumzeitlosen Seinsform einen absoluten Schluss ziehen darf, ist es erlaubt, aus der anscheinenden Raumzeitqualität der Wahrnehmung zu schließen, dass es keine raumzeitlose Seinsform geben könne. Der Zweifel aber an der absoluten Gültigkeit der Raumzeitanschauung ist nicht nur erlaubt, sondern in Anbetracht der derzeit vorhandenen Erfahrung sogar geboten. Die hypothetische Möglichkeit, dass die Psyche auch eine raumzeitlose Seinsform berühre, ist ein bis auf weiteres ernstzunehmendes wissenschaftliches Fragezeichen. Die Ideen und Zweifel der theoretischen Physik unserer Tage müssen auch den Psychologen vorsichtig stimmen, denn was heißt schließlich die »Begrenztheit des Raumes«, philosophisch genommen, anderes als eine Relativierung der Raumkategorie? Der Zeitkategorie könnte (wie der Kausalität) leicht ein Ähnliches passieren. Zweifel in dieser Hinsicht sind also in heutiger Zeit weniger als je aus der Luft gegriffen.

Das Wesen der Psyche reicht wohl in Dunkelheiten weit jenseits unserer Verstandeskategorien. Die Seele enthält so viele Rätsel wie die Welt mit ihren galaktischen Systemen, vor deren erhabenem Anblick nur ein fantasieloser Geist sein Ungenügen sich nicht zugestehen kann. Bei dieser äußersten Unsicherheit menschlicher Auffassung ist aufklärerisches Getue nicht nur lächerlich, sondern auch betrüblich geistlos. Sollte also jemand aus dem Bedürfnis seines innersten Gemütes oder aus Übereinstimmung mit uralten Weisheitslehren der Menschheit oder aus der psychologischen Tatsache des Vorkommens »telepathischer« Wahrnehmungen den Schluss ziehen, dass die Psyche zutiefst einer raumzeitlosen Seinsform teilhaftig sei und so mithin dem angehöre, was unzulänglich und symbolisch als »Ewigkeit« bezeichnet wird, so vermöchte ihm der kritische Verstand kein anderes Argument entgegenzusetzen als das wissenschaftliche »non liquet«. Er hätte überdies den nicht zu unterschätzenden Vorteil, mit einem seit unvordenklichen Zeiten bestehenden und universal verbreiteten »penchant« der menschlichen Seele übereinzustimmen. Wer diesen Schluss nicht zieht, aus Skepsis oder aus Rebellion gegen die Tradition oder aus Mangel an Mut oder aus Oberflächlichkeit psychologischer Erfahrung oder aus gedankenloser Ignoranz, hat die statistisch sehr geringe Wahrscheinlichkeit, ein Pionier des Geistes zu werden, daneben aber die unzweifelhafte Sicherheit, in Widerspruch mit den Wahrheiten seines Blutes zu geraten. Ob diese in letzter Linie nun absolute Wahrheiten sind oder nicht, werden wir nie beweisen können. Es genügt, dass sie als »penchant« vorhanden sind, und wir wissen zur Genüge, was es bedeutet, mit diesen »Wahrheiten« in einen leichtfertigen Konflikt zu geraten: es bedeutet dasselbe wie die bewusste Hinwegsetzung über die Instinkte, nämlich Entwurzelung, Desorientierung, Sinnlosigkeit und wie alle diese Minderwertigkeitssymptome sonst noch heißen. Es ist einer der verhängnisvollsten soziologischen und psychologischen Irrtümer, an denen unsere Zeit so reich ist, dass man so häufig meint, von irgendeinem gegebenen Augenblick an könne etwas ganz anders werden, zum Beispiel könne sich der Mensch von Grund auf verändern, oder es könnte eine Formel oder Wahrheit gefunden werden, die einen ganz neuen Anfang darstelle usw. Es ist noch immer ein Wunder gewesen, wenn überhaupt etwas wesentlich anders oder sogar besser geworden ist. Das Abgleiten von den Wahrheiten des Blutes erzeugt neurotische *Rastlosigkeit*, etwas, von dem man heutzutage nachgerade genug haben könnte. Rastlosigkeit erzeugt Sinnlosigkeit, und Sinnlosigkeit des Lebens ist ein seelisches Leiden, das unsere Zeit noch nicht in seinem ganzen Umfang und in seiner ganzen Tragweite erfasst hat.

Geist und Leben

Der Zusammenhang von Geist und Leben gehört zu jenen Problemen, deren Behandlung mit dermaßen komplizierten Faktoren zu rechnen hat, dass wir uns hüten müssen, uns nicht selber in die Wortnetze zu verstricken, mit denen wir die großen Rätsel einfangen wollten. Denn wie anders können wir jene fast horizontlosen Tatsachenkomplexe, die wir als »Geist« oder als »Leben« bezeichnen, in die Bewegung eines Denkvorganges einbeziehen, als dass wir sie durch Wortbegriffe – bloße Rechenpfennige des Intellektes – dramatisch darstellen? Dieser Zweifel am Wortbegriff scheint mir zwar beschwerlich, jedoch immer dann ganz besonders am Platze zu sein, wenn man sich anschickt, von grundlegenden Dingen zu reden. Gewiss sind uns die Worte Geist und Leben geläufig, sogar uralte Bekannte, seit einigen tausend Jahren auf dem Schachbrett des Denkers hin- und hergeschobene Figuren. Das Problem begann wohl in grauer Vorzeit, als einer die verwirrende Entdeckung machte, dass der lebendige Atem, der im letzten »Röcheln« des Sterbenden den Körper verließ, ein Mehreres bedeutete als bloß bewegte Luft. Es ist daher kaum zufällig, dass onomatopoetische Worte wie ruach, ruch, roho (hebräisch, arabisch, swahili) auch den Geist bezeichnen, nicht minder deutlich als das griechische πνεῦμα und das lateinische spiritus. Wissen wir denn wirklich – bei aller Bekanntschaft mit dem Wortbegriff –, was Geist eigentlich ist? Oder sind wir sicher, dass, wenn wir dieses Wort gebrauchen, wir auch alle ein und dieselbe Sache meinen? Ist nicht das Wort Geist vieldeutig und zweifelhaft, ja, sogar verzweifelt vieldeutig? Derselbe Wortlaut – Geist – gebraucht für eine unvorstellbare, transzendente Idee von allumfassender Bedeutung; banaler, ein Begriff, dem englischen »mind«

entsprechend; ferner ein Wort für intellektuellen Witz, sodann für ein Gespenst, weiter für einen unbewussten Komplex, der spiritistische Erscheinungen wie Tischrücken, automatisches Schreiben, Klopflaute usw. verursacht, und dann, in übertragenem Sinne, für die vorherrschende Einstellung einer gewissen sozialen Gruppe – »der Geist, der dort herrscht« –, und schließlich in stofflicher Körperlichkeit, in Weingeist, Salmiakgeist und geistigen Getränke überhaupt endend. Dies ist kein schlechter Witz, sondern ein ehrwürdiges Altertum der deutschen Sprache einerseits, andererseits aber eine lähmende Erdenschwere des Gedankens, ein tragisches Hemmnis für alle die, welche die erdentrückten Höhen reiner Ideen auf Leitern von Worten zu erreichen hoffen. Denn wenn ich das Wort Geist ausspreche, so reicht alle Einschränkung auf den augenblicklich betonten Sinn nicht aus, um das vieldeutige Schillern des Wortes gänzlich zu verhindern.

Darum müssen wir uns die grundsätzliche Frage vorlegen: Was soll eigentlich mit dem Wort Geist bezeichnet sein, wenn man es im Zusammenhang mit dem Begriff Leben gebraucht? Man darf unter keinen Umständen stillschweigend voraussetzen, dass im Grunde genommen jedermann genau wisse, was mit »Geist« oder »Leben« gemeint ist.

Ich bin kein Philosoph, sondern ein bloßer Empiriker, und in allen schwierigen Fragen bin ich geneigt, nach der Erfahrung zu entscheiden. Wo aber keine greifbare Erfahrungsgrundlage vorhanden ist, da lasse ich aufgeworfene Fragen lieber unbeantwortet. Ich werde daher stets danach trachten, abstrakte Größen auf ihren Erfahrungsgehalt zurückzuführen, um einigermaßen sicher zu sein, dass ich auch weiß, wovon ich spreche. Ich muss gestehen, dass ich nicht weiß, was Geist schlechthin ist, ebenso wenig weiß ich, was Leben ist. Ich kenne »Leben« nur in Gestalt des lebenden Körpers; was es dagegen an und für sich, in einem abstrakten Zustande, außer einem bloßen Wort noch sein könnte, vermag ich nicht einmal dunkel zu ahnen. So muss ich wohl zunächst, statt von Leben, vom lebenden Körper und, statt von

Geist, vom Seelischen reden. Dies geschieht nun keineswegs, um der gestellten Frage in eine Betrachtung über Leib und Seele auszuweichen; im Gegenteil hoffe ich gerade mit Hilfe der Erfahrungsgrundlage dem Geiste zu einem wirklichen Dasein zu verhelfen – und dies nicht etwa auf Kosten des Lebens.

Der Begriff des lebenden Körpers bereitet der Erklärung für unsere Zwecke wohl geringere Schwierigkeit als ein allgemeiner Begriff vom Leben, denn der Körper ist ein anschauliches und erfahrbares Ding, das dem Vorstellungsvermögen hilfreich entgegenkommt. Wir werden uns daher leicht dahin verständigen, dass der Körper ein dem Zwecke des Lebens angepasstes und innerlich zusammenhängendes System stofflicher Einheiten und als solches eine den Sinnen erfassbare Erscheinung des lebenden Wesens oder, einfacher ausgedrückt, eine, lebendes Wesen ermöglichende, zweckmäßige Anordnung des Stoffes ist. Um Unklarheiten zu vermeiden, möchte ich darauf aufmerksam machen, dass ich in der Definition des Körpers ein gewisses Etwas nicht einbezogen habe, nämlich das, was ich undeutlich als »lebendiges Wesen« bezeichne. Mit dieser Abtrennung, die ich zunächst weder verteidigen noch kritisieren will, soll der Körper aber nicht bloß als tote Anhäufung von Stoff, sondern als ein lebensbereites, lebensermöglichendes stoffliches System verstanden sein, jedoch mit der Bedingung, dass er ohne das Dazutreten des »lebendigen Wesens« trotz aller Bereitschaft nicht leben könnte. Denn ganz abgesehen von der möglichen Bedeutung des lebendigen Wesens fehlt dem bloßen Körper etwas zum Leben Unerlässliches, nämlich das *Seelische*. Das wissen wir zunächst aus der unmittelbaren Erfahrung an uns selber, mittelbar aus der Erfahrung am Mitmenschen, durch wissenschaftliche Erschließung an den höheren Wirbeltieren, und, durch den völligen Mangel an Gegengründen, wenigstens bei den niederen Tieren und den Pflanzen.

Soll ich nun das »lebendige Wesen«, von dem ich vorhin sprach, dem Seelischen, das uns im menschlichen Bewusstsein unmittelbar sozusagen greifbar ist, gleichsetzen und damit die bekannte uralte Zweiheit von Seele und Körper wiederherstellen? Oder gibt es irgendwo Gründe, die eine Abtrennung des lebendigen Wesens von der Seele rechtfertigen würden? Damit würden wir auch die Seele als ein zweckmäßiges System auffassen, als eine Anordnung nicht von bloß lebensbereitem Stoff, sondern von lebendem Stoff, oder, genauer noch, von Lebensvorgängen. Ich bin keineswegs sicher, dass diese Ansicht allgemeiner Billigung begegne, denn man ist dermaßen an die Anschauung gewöhnt, dass Seele und Körper die lebendige Zweiheit sei, dass man wohl kaum ohne weiteres geneigt ist, die Seele als eine bloße Anordnung von Lebensprozessen, die sich im Körper abspielen, anzusehen.

Soweit unsere Erfahrung überhaupt Schlüsse auf das Wesen der Seele ermöglicht, zeigt sie uns den seelischen Vorgang als eine vom Nervensystem abhängige Erscheinung. Man weiß mit hinlänglicher Sicherheit, dass die Zerstörung gewisser Hirnteile entsprechende seelische Verluste bedingt. Rückenmark und Gehirn enthalten im Wesentlichen die Verknüpfungen sensorischer und motorischer Bahnen, die sogenannten *Reflexbogen*. Was damit gemeint ist, schildere ich am besten an einem einfachen Beispiel. Man berührt mit dem Finger einen heißen Gegenstand: Sofort werden durch die Hitze die Enden der Tastnerven in Erregung versetzt. Durch die Erregung wird der Zustand der ganzen Leitungsbahn bis zum Rückenmark und von da bis ins Gehirn verändert. Aber schon im Rückenmark wird von den Ganglienzellen, die den Tastreiz auffangen, die Zustandsänderung an benachbarte motorische Ganglienzellen weitergegeben, welche nun ihrerseits Reize zu den Armmuskeln aussenden und damit eine plötzliche Zusammenziehung der Muskulatur und ein Zurückziehen der Hand bewirken. Dies alles geschieht mit solcher Schnelligkeit, dass die bewusste Schmerzwahrnehmung öfters erst eintritt, wenn die Hand schon zurückgezogen ist. Die Reaktion erfolgt also automatisch und wird erst nachträglich bewusst. Was aber im Rückenmark geschehen ist, wird in der Form eines mit Begriffen und Namen belegbaren Abbildes dem wahrnehmenden Ich zugeführt. Man kann sich nun auf Grund eines solchen Reflexbogens, also eines von außen nach innen sich bewegenden Reizes und eines von innen nach außen erfolgenden Anstoßes, ein Bild von den Vorgängen machen, die dem Seelischen zugrunde liegen.

Nehmen wir nun einen weniger einfachen Fall: Wir hören einen undeutlichen Ton, der zunächst keinen anderen Einfluss hat, als dass er uns veranlasst, hinzuhören, um herauszufinden, was er bedeutet. In diesem Fall löst der Gehörreiz im Gehirn eine ganze Reihe von Vorstellungen, das heißt Bildern, aus, welche sich mit dem Gehörreiz verknüpfen. Teils werden es Tonbilder, teils Gesichtsbilder, teils Gefühlsbilder sein. Dabei gebrauche ich das Wort Bild im Sinne von Vorstellung schlechthin. Ein seelisches Etwas kann natürlich nur dann Bewusstseinsinhalt sein, das heißt vorgestellt werden, wenn es Vorstellbarkeit, eben Bildhaftigkeit, besitzt. Ich nenne daher alle Bewusstseinsinhalte *Bilder*, weil sie Abbilder sind von Vorgängen im Gehirn.

Der durch den Gehörreiz angeregten Bilderreihe fügt sich nun plötzlich ein Erinnerungstonbild, verknüpft mit einem Gesichtsbild, an, nämlich das Rasseln der Klapperschlange. Unmittelbar damit verbunden erfolgt ein Alarmsignal an die ganze Körpermuskulatur. Der Reflexbogen ist vollständig; aber in diesem Fall unterscheidet er sich vom früheren durch die Tatsache, dass ein Gehirnvorgang, eine seelische Bilderfolge, sich zwischen den sensorischen Reiz und den motorischen Anstoß eingeschoben hat. Die plötzliche Spannung des Körpers löst nun rückwirkend Erscheinungen am Herzen und an den Blutgefäßen aus, Vorgänge, die seelisch als Schreck abgebildet werden.

Auf diese Weise kann man sich eine Vorstellung machen von der Art des Seelischen. Es besteht aus Abbildern einfacher Vorgänge im Gehirn und aus Abbildern solcher Abbilder in fast unendlicher Reihenfolge. Diese Abbilder haben die Eigenschaft des *Bewusstseins*. Das Wesen des Bewusstseins ist ein Rätsel, dessen Lösung ich nicht kenne. Rein formal aber lässt sich sagen, dass ein seelisches Etwas dann als bewusst gilt, wenn es mit dem Ich in Beziehung tritt. Besteht diese Beziehung nicht, so ist es unbewusst. Das Vergessen zeigt, wie oft und wie leicht Inhalte ihre Verbindung mit dem Ich verlieren. Wir vergleichen daher das Bewusstsein gerne mit dem Licht eines Scheinwerfers. Nur die Gegenstände, auf die der Lichtkegel fällt, treten in das Feld meiner Wahrnehmung. Ein Gegenstand, der zufällig im Dunkeln ist, hat aber nicht aufgehört zu existieren, er wird bloß nicht gesehen. So ist das mir unbewusste Seelische irgendwo, und höchstwahrscheinlich ist es in keinem anderen Zustand, als wenn es vom Ich gesehen wird.

Das Bewusstsein dürfte damit als Beziehung zum Ich genügend verständlich sein. Der kritische Punkt aber ist das Ich. Was sollen wir unter dem Ich verstehen? Offenbar handelt es sich bei aller Einheit des Ich um eine mannigfaltig zusammengesetzte Größe. Es beruht auf den Abbildern der Sinnesfunktionen, welche Reize von innen und außen vermitteln, und es beruht des ferneren auf einer ungeheuren Ansammlung von Bildern vergangener Vorgänge. Alle diese überaus verschiedenen Bestandteile bedürfen eines starken Zusammenhaltes, als welchen wir eben das Bewusstsein erkannt haben. Das Bewusstsein scheint damit die unerlässliche Vorbedingung des Ich zu sein. Ohne Ich ist aber auch kein Bewusstsein denkbar. Dieser scheinbare Widerspruch löst sich vielleicht dadurch auf, dass wir das Ich auch als Abbild, allerdings nicht eines, sondern sehr vieler Vorgänge und ihres Zusammenspielens auffassen, nämlich aller jener Vorgänge und Inhalte, die das Ichbewusstsein zusammensetzen. Ihre Vielheit bildet tatsächlich eine Einheit, indem die Bewusstseinsbeziehung wie eine Art Schwerkraft die einzelnen Teile in der Richtung auf ein vielleicht virtuelles Zentrum zusammenzieht. Ich spreche daher nicht bloß von dem Ich, sondern von einem *Ichkomplex*, mit der begründeten Voraussetzung, dass das Ich von wechselnder Zusammensetzung und darum veränderlich sei und daher nicht schlechthin *das* Ich sein könne. (Auf die klassischen Ich-Veränderungen, die man bei Geisteskranken oder im Traume antrifft, kann ich hier nicht eingehen.)

Durch diese Auffassung des Ich als einer Zusammensetzung von seelischen Elementen werden wir logisch zu der Frage geführt: Ist das Ich das zentrale Bild und damit der ausschließliche Vertreter des ganzen menschlichen Wesens? Hat es alle Inhalte und Funktionen auf sich bezogen und in sich ausgedrückt?

Diese Frage müssen wir verneinen. Das Ichbewusstsein ist ein Komplex, der nicht das Ganze des menschlichen Wesens umfasst: Es hat vor allem unendlich mehr vergessen, als es weiß. Es hat unendlich vieles gehört und gesehen und ist sich dessen nie bewusst geworden. Gedanken wachsen jenseits seines Bewusstseins, ja, sie stehen schon fix und fertig bereit, und es weiß nichts davon. Von der unglaublich wichtigen Regulierung der inneren Körpervorgänge, zu welcher das sympathische Nervensystem dient, hat das Ich kaum eine dämmerhafte Ahnung. Was das Ich in sich begreift, ist vielleicht der kleinste Teil von dem, was ein vollständiges Bewusstsein in sich begreifen müsste.

Das Ich kann darum nur ein Teilkomplex sein. Vielleicht ist es jener einzigartige Komplex, dessen innerer Zusammenhalt Bewusstsein bedeutet? Aber ist nicht vielleicht jeder Zusammenhalt seelischer Teile eben Bewusstsein? Man sieht nicht gerade ein, warum nur der Zusammenhalt eines gewissen Teiles der Sinnesfunktionen und eines gewissen Teiles des Erinnerungsmateriales Bewusstsein sein sollte, der Zusammenhalt anderer seelischer Teile dagegen nicht. Der Komplex des Sehens, Hörens usw. hat einen starken und wohlorganisierten inneren Zusammenhang. Es besteht kein Grund, anzunehmen, dass dieser nicht auch Bewusstsein sein könnte. Wie der Fall der taubblinden Helen Keller zeigt, genügt der Tastsinn und die Körperempfindung, um ein Bewusstsein herzustellen oder zu ermöglichen, allerdings ein zunächst auf diese Sinne eingeschränktes Bewusstsein. Ich denke mir daher das Ichbewusstsein als eine Zusammensetzung der verschiedenen »Sinnesbewusstseine«, wobei die Selbständigkeit des einzelnen Bewusstseins in der Einheit des übergeordneten Ich untergegangen ist.

Da nun das Ichbewusstsein keineswegs alle seelischen Tätigkeiten und Erscheinungen umfasst, das heißt nicht alle Abbilder in sich enthält, und auch der Wille mit aller Anstrengung es nicht vermag, in gewisse ihm verschlossene Regionen vorzudringen, so entsteht natürlich die Frage, ob es nicht einen dem Ichbewusstsein ähnlichen Zusammenhalt aller seelischen Tätigkeiten, eine Art höheren oder weiteren Bewusstseins gebe, in welchem unser Ich ein angeschauter Inhalt wie zum Beispiel die Tätigkeit des Sehens in meinem Bewusstsein und ebenso wie dieses in einem höheren Zusammenhang mit den mir unbewussten Tätigkeiten verschmolzen wäre. Unser Ichbewusstsein könnte möglicherweise in einem vollständigen Bewusstsein, wie ein kleinerer Kreis in einem größeren, eingeschlossen sein.

Wie die Tätigkeit des Sehens, Hörens usw. ein Abbild erzeugt von sich, welches, auf ein Ich bezogen, Bewusstheit der betreffenden Tätigkeit ergibt, so kann auch das Ich, wie schon erwähnt, als ein Abbild der Gesamtheit aller ihm erfassbaren Tätigkeiten verstanden werden. Man dürfte fast erwarten, dass alle seelischen Tätigkeiten ein Abbild hervorbringen und dass darin sogar ihre wesentliche Natur liege, ansonst man sie gar nicht seelisch nennen könnte. Es ist darum nicht einzusehen, warum unbewusste seelische Tätigkeiten nicht ebenso gut die Eigenschaft der Bildhaftigkeit haben sollten wie die meinem Bewusstsein vorstellbaren. Und da nun einmal der Mensch, wie es uns scheinen will, eine in sich geschlossene Lebenseinheit ist, so läge der Schluss nahe, dass die Abbilder aller seelischen Tätigkeiten unter einem Gesamtbilde des ganzen Menschen zusammengefasst und von ihm als einem Ich angeschaut und gewusst wären.

Gegen diese Annahme könnte ich keine wesentlichen Gegengründe anführen; aber sie bliebe solange eine müßige Träumerei, als kein Bedürfnis besteht, etwas damit zu erklären. Auch wenn wir die Möglichkeit eines höheren Bewusstseins zur Erklärung gewisser seelischer Tatsachen benötigen sollten, so bliebe es doch bei einer bloßen Annahme, denn es überstiege bei weitem das Vermögen des Verstandes, ein höheres Bewusstsein als das uns bekannte zu beweisen. Immer bestünde die Möglichkeit, dass im Dunkel jenseits unseres Bewusstseins die Dinge auch noch ganz anders liegen könnten, als wir uns, auch mit der kühnsten Erfindungsgabe, zu erdenken vermögen.

Ich werde im weiteren Verlauf meiner Darstellung auf diese Frage zurückkommen. Wir wollen sie darum vorderhand beiseitelegen und uns der ursprünglichen Frage von Seele und Körper wieder zuwenden. Aus dem vorhin Gesagten dürfte man einen Eindruck von dem *abbildhaften Wesen der Seele* erhalten haben. Die Seele ist eine Bilderfolge in weitestem Sinne, aber nicht ein zufälliges Neben- oder Nacheinander, sondern ein über alle Maßen sinnreicher und zweckmäßiger Aufbau, eine in Bildern ausgedrückte Anschaulichkeit der Lebenstätigkeiten. Und ebenso sehr nun, wie der lebensbereite Stoff des Körpers des Seelischen bedarf, um lebenstätig zu sein, so muss auch die Seele den lebendigen Körper voraussetzen, damit ihre Bilder leben können.

Seele und Körper sind wohl ein Gegensatzpaar und als solches der Ausdruck *eines* Wesens, dessen Natur weder aus der stofflichen Erscheinung noch aus der inneren unmittelbaren Wahrnehmung erkennbar ist. Man weiß, dass eine altertümliche Anschauung aus dem Zusammenkommen einer Seele mit einem Körper den Menschen entstehen lässt. Es ist aber wohl richtiger, zu sagen, dass ein unerkennbares lebendiges Wesen – über dessen Natur schlechthin nichts auszusagen ist, als dass wir damit undeutlich einen Inbegriff von Leben bezeichnen – äußerlich als stofflicher Körper erscheint, innerlich angeschaut aber als Folge von Bildern der im Körper stattfindenden Lebenstätigkeit. Das eine ist das andere, und der Zweifel befällt uns, ob nicht am Ende diese ganze Trennung von Seele und Körper nichts sei als eine zum Zwecke der Bewusstmachung getroffene Verstandesmaßnahme, eine für die Erkenntnis unerlässliche Unterscheidung eines und desselben Tatbestandes in zwei Ansichten, denen wir unberechtigterweise sogar selbständige Wesenheit zugedacht haben.

Es ist dem wissenschaftlichen Griffe nicht gelungen, das Rätsel des Lebens zu erfassen, weder im organischen Stoff noch in den geheimnisvollen Bilderfolgen der Seele, weshalb wir noch immer auf der Suche sind nach dem »lebendigen Wesen«, dessen Dasein wir in einem Jenseits der Erfahrbarkeit fordern müssen. Wer die Abgründe der Physiologie kennt, dem wird davor schwindeln, und wer etwas von der Seele weiß, der wird verzweifeln ob des Gedankens, dass dieses sonderbare Spiegelwesen jemals irgendetwas auch nur annähernd »erkennen« sollte.

Von diesem Standpunkt aus möchte einem leicht alle Hoffnung schwinden, irgendetwas Gründliches ausmachen zu können über jenes undeutliche, vielfach schillernde Ding, das man »Geist« nennt. Nur eines scheint mir klar zu sein, nämlich das: Wie »lebendiges Wesen« ein Inbegriff des Lebens im Körper ist, so ist »Geist« ein Inbegriff des seelischen Wesens, wie ja auch oft der Begriff Geist vermischt mit dem Begriff Seele gebraucht wird. Als solcher ist »Geist« in demselben Jenseits wie das »lebendige Wesen«, das heißt in derselben nebelhaften Ununterscheidbarkeit. Und der Zweifel, ob Seele und Körper nicht am Ende ein und dasselbe Ding sind, gilt auch dem scheinbaren Gegensatz von Geist und lebendigem Wesen. Sie sind wohl ebenfalls ein und dasselbe Ding.

Sind dergleichen Inbegriffe überhaupt nötig? Könnten wir es nicht bei dem schon genügend geheimnisvollen Gegensatz von Seelischem und Körperlichem bewenden lassen? Vom naturwissenschaftlichen Standpunkt aus müssten wir hier stehenbleiben. Es gibt aber einen der Erkenntnismoral genügenden Standpunkt, der es uns nicht nur ermöglicht, sondern es sogar von uns fordert, weiterzugehen und damit jene anscheinend unüberschreitbare Grenze zu überspringen. Dieser Standpunkt ist *der psychologische*.

Ich habe mich nämlich in der bisherigen Überlegung auf den realistischen Standpunkt des naturwissenschaftlichen Denkens gestellt, ohne dabei die Grundlage, auf der ich stehe, in Zweifel zu ziehen. Um aber in Kürze erklären zu können, was ich unter dem psychologischen Standpunkt verstehe, muss ich zeigen, dass ernsthafte Zweifel an der ausschließlichen Berechtigung des realistischen Standpunktes möglich sind. Nehmen wir zum Beispiel das, was der einfache Verstand als etwas vom Allerrealsten auffassen würde, nämlich den Stoff: Wir haben über die Natur des Stoffes nur dunkle theoretische Vermutungen, Bilder, die unsere Seele geschaffen hat. Die Wellenbewegung oder Sonnenemanation, die mein Auge trifft, wird von meiner Wahrnehmung in Licht übersetzt.

Es ist meine bilderreiche Seele, die der Welt Farbe und Ton verleiht, und was ich jene allerrealste, rationale Sicherheit, die Erfahrung nenne, so ist auch ihre einfachste Form noch ein über alle Maßen kompliziertes Gebäude seelischer Bilder: So gibt es gewissermaßen nichts von unmittelbarer Erfahrung als nur gerade das Seelische selbst. Alles ist durch dasselbe vermittelt, übersetzt, filtriert, allegorisiert, verzerrt, ja, sogar verfälscht. Wir sind dermaßen in eine Wolke wechselnder und unendlich vielfach schillernder Bilder eingehüllt, dass man mit einem bekannten großen Zweifler ausrufen möchte: »Nichts ist ganz wahr – und auch das ist nicht ganz wahr.« So dick und so trügerisch ist dieser Nebel um uns, dass wir exakte Wissenschaften erfinden mussten, um wenigstens einen Schimmer der sogenannten »wirklichen« Natur der Dinge erhaschen zu können. Allerdings einem einfachen Verstande will diese fast überwache Welt keineswegs nebelhaft erscheinen, aber lassen wir ihn eintauchen in die Seele eines Primitiven und dessen Weltbild mit dem Bewusstsein eines Kulturmenschen betrachten, so wird er eine Ahnung von der großen Dämmerung bekommen, in der auch wir uns noch befinden.

Was immer wir von der Welt wissen und wessen wir unmittelbar innewerden, das sind Bewusstseinsinhalte, die aus fernen, dunkeln Quellen erflossen sind. Ich möchte weder die relative Gültigkeit des realistischen, des »esse in re«, noch die des idealistischen Standpunktes, des »esse in intellectu solo«, bestreiten, sondern ich möchte diese äußersten Gegensätze durch ein »esse in anima«, eben durch den psychologischen Gesichtspunkt vereinigen. *Wir leben unmittelbar nur in der Bilderwelt.*

Nehmen wir diesen Standpunkt ernst, so ergeben sich eigentümliche Folgerungen, indem dann nämlich die Gültigkeit seelischer Tatsachen weder der Erkenntniskritik noch der naturwissenschaftlichen Erfahrung unterstellt werden kann. Die einzige Frage wird sein: Ist ein Bewusstseinsinhalt vorhanden oder nicht? Ist er vorhanden, so ist er in sich selbst gültig. Die Naturwissenschaft kann nur angerufen werden, im Falle der Inhalt beanspruchen sollte, eine Aussage zu sein über ein Ding, das in der äußeren Erfahrung angetroffen werden kann; die Erkenntniskritik nur dann, wenn ein Unerkennbares als ein Erkennbares gesetzt wird. Nehmen wir ein Beispiel, das jedermann kennt: Die Naturwissenschaft hat nirgends einen Gott entdeckt, die Erkenntniskritik beweist die Unmöglichkeit der Gotteserkenntnis, die Seele aber tritt hervor mit der Behauptung der Erfahrung Gottes. Gott ist eine seelische Tatsache von unmittelbarer Erfahrbarkeit. Wenn dem nicht so wäre, so wäre von Gott überhaupt nie die Rede gewesen. Die Tatsache ist in sich selbst gültig, ohne irgendwelcher nichtpsychologischer Nachweise zu bedürfen, und unzugänglich für jegliche Form nichtpsychologischer Kritik. Sie kann sogar die unmittelbarste und damit die allerrealste Erfahrung sein, die weder belächelt noch wegbewiesen werden kann. Nur Leute mit schlechtentwickeltem Tatsachensinn oder abergläubischer Verbohrtheit können sich dieser Wahrheit gegenüber verschließen. Solange die Gotteserfahrung nicht den Anspruch auf Allgemeingültigkeit oder auf ein absolutes Sein Gottes erhebt, ist jede Kritik unmöglich, denn ein irrationales Faktum wie zum Beispiel die Tatsache, dass es Elefanten gibt, kann nicht kritisiert werden. Immerhin gehört die Gotteserfahrung zu den relativ allgemeingültigen Erfahrungen, so dass fast jedermann ungefähr weiß, was mit dem Ausdruck »Gotteserfahrung« gemeint ist. Als relativ häufig vorkommende Tatsache muss sie von einer wissenschaftlichen Psychologie anerkannt werden. Wir dürfen auch nicht mehr über das, was als Aberglauben verschrien ist, einfach hinweggehen. Wenn jemand behauptet, Geister zu sehen oder behext zu sein, und es bedeutet ihm mehr als bloßes Gerede, so handelt es sich wieder um eine Tatsache, die dermaßen allgemein ist, dass jedermann weiß, was mit »Geist« oder »Behexung« gemeint ist. Wir können daher sicher sein, dass wir es auch in einem solchen Falle mit einem bestimmten psychischen Tatsachenkomplex zu tun haben, der in diesem Sinn ebenso »real« ist wie das Licht, das ich sehe.

Ich weiß zwar nicht, wie ich den Geist eines Verstorbenen in der äußeren Erfahrung nachweisen könnte, noch kann ich mir die logischen Mittel vorstellen, mittels deren ich ein Fortleben nach dem Tode zwingend zu erschließen vermöchte, aber ich habe mich trotzdem mit der Tatsache, dass die Seele zu allen Zeiten und an allen Orten die Erfahrung von Geistern behauptet, auseinanderzusetzen, ebenso sehr als ich auch zu berücksichtigen habe, dass viele Menschen diese subjektive Erfahrung durchaus leugnen.

Nach dieser mehr allgemeinen Erläuterung möchte ich nun auf den Begriff des Geistes zurückkommen, den wir mit unserer früheren realistischen Anschauung nirgends erfassen konnten. »Geist« bezeichnet (so gut wie »Gott«) einen Gegenstand der seelischen Erfahrung, der außen nirgends nachgewiesen und auch rational nicht erkannt werden kann, sofern wir das deutsche Wort Geist in seinem besten Verstande anwenden. Wenn wir uns einmal vom Vorurteil befreit haben, dass wir einen Begriff entweder auf Gegenstände der äußeren Erfahrung oder auf apriorische Kategorien des Verstandes zurückführen müssen, so können wir unsere Aufmerksamkeit und Neugier ganz jenem besonderen und noch unbekannten Wesen, das mit dem Worte Geist gekennzeichnet wird, zuwenden. Es ist in einem solchen Fall stets nützlich, einen Blick auf die mutmaßliche Etymologie des Namens zu werfen, denn überaus häufig wirft gerade die Geschichte eines

Wortes überraschende Lichter auf die Natur des ihm zugrunde liegenden psychischen Gegenstandes.

»Geist« hat seit alten Zeiten, schon im Althochdeutschen und dann im Angelsächsischen gást, die Bedeutung eines überirdischen Wesens, im Gegensatz zum Körper. Nach Kluge ist die Grundbedeutung des Wortes nicht ganz sicher, jedoch scheinen Beziehungen zu existieren zum altnordischen geisa, wüten, zum gotischen us-gaisjan, außer sich bringen, zum schweizerdeutschen üf-gaistä, außer sich geraten, und zum englischen aghast, aufgeregt, zornig. Dieser Zusammenhang wird durch andere Sprachfiguren aufs beste unterstützt. »Von Wut befallen werden« heißt: Etwas fällt auf ihn, sitzt auf ihm, reitet ihn, er ist vom Teufel geritten, er ist besessen, etwas ist in ihn gefahren usw. Affekte werden auf präpsychologischer Stufe und jetzt noch in der dichterischen Sprache, die ihre Wirksamkeit ihrer noch lebendigen Primitivität verdankt, gerne als Dämonen personifiziert. Verliebt sein heißt: Amors Geschoss hat ihn getroffen. Eris hat den Zankapfel zwischen die Männer geworfen usw. Wenn wir »außer uns geraten vor Wut«, so sind wir offenbar nicht mehr identisch mit uns selbst, sondern sind von einem Dämon, einem Geist, in Besitz genommen worden.

Die Uratmosphäre, aus der das Wort Geist einstmals hervorgegangen ist, lebt auch in uns noch weiter, allerdings auf einer etwas unterhalb des Bewusstseins liegenden psychischen Stufe. Aber wie der moderne Spiritismus zeigt, genügt schon sehr wenig, um jenes Stück primitiver Geistesart wieder an die Oberfläche zu bringen. Sollte sich die etymologische Ableitung (die an sich sehr wahrscheinlich ist) bewähren, so wäre der »Geist« in diesem Sinne ein Abbild des personifizierten Affektes. Wenn zum Beispiel jemand sich zu unvorsichtigen Äußerungen hinreißen lässt, so sagt man, seine Zunge sei mit ihm davongelaufen, womit offenbar ausgedrückt wird, dass sein Reden zu einem selbständigen Wesen geworden sei, das ihn weggerissen habe und mit ihm davongelaufen sei. Psychologisch würden wir sagen, *jeder Affekt hat die Neigung, zu einem autonomen Komplex zu werden*, sich von der Hierarchie des Bewusstseins loszutrennen und womöglich das Ich hinter sich herzuschleppen. Kein Wunder daher, dass der primitive Verstand darin die Tätigkeit eines fremden, unsichtbaren Wesens erblickt, eines Geistes. Der Geist in diesem Fall ist das Abbild des selbständigen Affektes, weshalb die Alten passenderweise die Geister auch imagines, Bilder, nannten.

Wenden wir uns nun anderen Vorkommen des Begriffes Geist zu! Die Phrase »Er handelt im Geiste seines verstorbenen Vaters« ist noch zweideutig, denn das Wort Geist in diesem Fall spielt ebenso wohl auf einen Totengeist an wie auf eine Sinnesart. Andere Redensarten sind: »Es ist ein neuer Geist eingezogen«, »ein neuer Geist weht einem entgegen«, womit eine Erneuerung der Sinnesart ausgedrückt sein soll. Die Grundvorstellung ist wiederum die der Besitznahme durch einen Geist, der zum Beispiel in einem Hause zum spiritus rector geworden ist. Man kann aber auch bedenklich sagen: »Es ist ein böser Geist, der in jener Familie herrscht.«

Es handelt sich hier nicht mehr um Personifikationen von Affekten, sondern um die Veranschaulichung einer ganzen Sinnesart oder – psychologisch ausgedrückt – einer Einstellung. Eine schlechte Einstellung, als »böser Geist« ausgedrückt, hat also laut naiver Auffassung ungefähr die gleiche psychologische Funktion wie ein personifizierter Affekt. Dies dürfte insofern für viele überraschend sein, als man unter »Einstellung« gewöhnlich ein »Sich-Einstellen-zu-etwas«, also eine Ichtätigkeit und damit eine Absichtlichkeit meint. Die Einstellung oder Sinnesart ist aber bei weitem nicht immer das Produkt eines Wollens, sondern verdankt ihre Eigenart vielleicht noch häufiger der geistigen Ansteckung, das heißt dem Beispiel und Einfluss der Umgebung. Es gibt bekanntlich Leute, deren schlechte Einstellung die Atmosphäre vergiftet, ihr böses Beispiel steckt an, sie machen andere nervös durch ihre Unausstehlichkeit. In Schulen kann ein einziger Unhold von Schüler den Geist einer ganzen Klasse verderben, und umgekehrt kann die fröhliche und harmlose Sinnesart eines Kindes die sonst düstere Atmosphäre einer Familie erhellen und verklären, was natürlich nur möglich ist, wenn die Einstellung jedes Einzelnen durch das gute Beispiel verbessert wird. So kann sich eine Einstellung auch gegen den bewussten Willen durchdrücken – »schlechte Gesellschaft verdirbt gute Sitten«. In der Massensuggestion zeigt sich dies am deutlichsten.

Die Einstellung oder Sinnesart kann sich daher von außen oder von innen dem Bewusstsein ebenso aufdrängen wie ein Affekt und daher auch durch dieselben Sprachmetaphern ausgedrückt werden. Die Einstellung scheint auf den ersten Blick etwas wesentlich Komplizierteres zu sein als ein Affekt. Bei näherer Untersuchung ist dies aber nicht der Fall, denn sozusagen die meisten Einstellungen sind bewusst oder unbewusst auf eine Art *Sentenz* gegründet, die oft sogar proverbialen Charakter hat. Es gibt Einstellungen, denen man die dahinterliegende Sentenz sofort anfühlt und sogar merkt, wo jener Weisheitsspruch aufgelesen wurde. Oft lässt sich die Einstellung auch durch ein einziges Wort, in der Regel ein Ideal, charakterisieren. Nicht selten ist die Quintessenz einer Einstellung weder eine Sentenz noch ein Ideal, sondern eine verehrte und nachgeahmte Persönlichkeit.

Die Erziehung benützt diese psychologischen Tatsachen und versucht, mit Sentenzen und Idealen passende Einstellungen zu suggerieren, von denen in der Tat viele als dauernde Obervorstellungen das ganze Leben hindurch wirksam bleiben. Sie haben, wie Geister, von einem Menschen Besitz genommen. Auf primitiverer Stufe ist es sogar die Vision des lehrenden Meisters, des Hirten, des Poimen oder Poimandres, welche die führende Obervorstellung personifiziert und bis zur bildlichen Erscheinung konkretisiert.

Hier nähern wir uns einem Begriff von »Geist«, der die animistische Wortform bei weitem überschreitet. Die Lehrsentenz oder Spruchweisheit ist in der Regel das Resultat vieler Erfahrungen und Bemühungen Einzelner, eine Summe von Einsichten und

Schlüssen, in wenige, prägnante Worte verdichtet. Wenn man zum Beispiel das evangelische Wort

»Die Ersten werden die Letzten sein«[1] einer eingehenden Analyse unterzieht, indem man versucht, alle jene Erlebnisse zu rekonstruieren, welche zu dieser Quintessenz der Lebensweisheit geführt haben, so kann man nicht umhin, die Fülle und Reife der dahinterliegenden Lebenserfahrung zu bewundern. Es ist ein »imposantes« Wort, das sich mit Macht auf den empfänglichen Sinn legt und ihn vielleicht dauernd in Besitz nimmt. Jene Sentenzen oder Ideale, welche die umfänglichste Lebenserfahrung und die tiefste Überlegung in sich enthalten, machen das aus, was wir als »Geist« im besten Verstande des Wortes bezeichnen. Gelangt eine Obervorstellung dieser Art zu unumschränkter Herrschaft, so nennen wir das unter ihrer Führung gelebte Leben ein geistbedingtes oder geistiges Leben. Je unbedingter und je zwingender der Einfluss der Obervorstellung ist, desto mehr hat sie die Natur eines autonomen Komplexes, welcher dem Ichbewusstsein als unerschütterliche Tatsache gegenübertritt.

Es ist aber nicht zu übersehen, dass solche Sentenzen oder Ideale – auch die besten nicht ausgenommen – keine Zauberworte von unbedingter Wirkung sind, sondern nur unter gewissen Bedingungen zur Herrschaft gelangen können, nämlich dann, wenn von innen, vom Subjekt, ihnen etwas entgegenkommt, nämlich ein Affekt, der bereit ist, die dargebotene Form zu ergreifen. Nur mittels der Reaktion des Gemütes kann die Idee, oder was die Obervorstellung immer ist, zu einem autonomen Komplex werden: Ohne diese bliebe die Idee ein dem Gutdünken des Bewusstseins untergeordneter Begriff, ein bloßer intellektueller Rechenpfennig, ohne bestimmende Kraft. Die Idee als ein nur intellektueller Begriff hat keinen Einfluss auf das Leben, da sie in diesem Zustand nicht viel mehr ist als ein bloßes Wort. Umge-

1 »Und siehe, es sind Letzte, die werden Erste sein, und es sind Erste, die werden Letzte sein.« (Lk, 13,30; vgl. auch Mt 19,30)

kehrt aber, wenn die Idee die Bedeutung eines autonomen Komplexes erreicht, so wirkt sie durch das Gemüt auf das Leben der Persönlichkeit.

Man darf nun dergleichen autonome Einstellungen ja nicht für etwas halten, das durch unseren bewussten Willen und unsere bewusste Wahl zustande käme. Wenn ich vorhin sagte, dazu sei die Mithilfe des Gemütes nötig, so könnte ich ebenso gut sagen, dass eine jenseits bewusster Willkür liegende unbewusste Bereitschaft vorhanden sein muss, um eine autonome Einstellung hervorzubringen. Man kann sozusagen nicht geistig sein *wollen*. Denn alles, was wir etwa von Prinzipien wählen und erstreben können, ist immer innerhalb unseres Gutdünkens und unterhalb unseres Bewusstseins und kann darum niemals zu etwas werden, was der bewussten Willkür nicht unterstellt wäre. Es ist somit eher eine Schicksalsfrage, welches Prinzip unsere Einstellung regieren werde.

Man wird sich gewiss fragen, ob es denn keine Menschen gebe, bei denen der eigene freie Wille oberstes Prinzip ist, so dass jede Einstellung von ihnen absichtlich gewählt werde. Ich glaube nicht, dass irgendjemand diese Gottähnlichkeit erreicht oder erreicht hat, aber ich weiß, dass sehr viele nach diesem Ideal streben, weil sie von der heroischen Idee absoluter Freiheit besessen sind. Irgendwo sind alle Menschen abhängig, irgendwie sind alle bestimmbar, denn sie sind keine Götter.

Unser Bewusstsein drückt eben die menschliche Totalität nicht aus, sondern es ist und bleibt ein Teil. Im einleitenden Abschnitt meiner Ausführungen habe ich die Möglichkeit angedeutet, dass unser Ichbewusstsein nicht notwendigerweise die einzige Bewusstheit in unserem System, sondern vielleicht einer weiteren Bewusstheit untergeordnet sei, ebenso wie einfachere Komplexe dem Ichkomplex untergeordnet sind.

Ich wüsste gar nicht, wie wir je beweisen könnten, dass eine höhere oder weitere Bewusstheit als das Ichbewusstsein in uns existiere; aber wenn eine solche existiert, so muss und wird sie das

Ichbewusstsein empfindlich stören. Was ich damit meine, möchte ich an einem einfachen Beispiel klarmachen: Nehmen wir an, unser optisches System habe ein eigenes Bewusstsein und sei daher eine Art von Persönlichkeit, die wir als »Augenpersönlichkeit« bezeichnen wollen. Die Augenpersönlichkeit habe nun eine schöne Aussicht entdeckt, in deren Bewunderung sie sich versenkt. Nun hört das akustische System plötzlich das Signal eines Automobils. Diese Wahrnehmung bleibt dem optischen System unbewusst.

Vom Ich her erfolgt nun, dem optischen System wiederum unbewusst, der Befehl an die Muskeln, den Körper an eine andere Stelle im Raum zu versetzen. Durch die Bewegung wird dem Augenbewusstsein plötzlich das Objekt weggenommen. Könnten die Augen denken, so kämen sie wohl zum Schluss, dass die Lichtwelt allen möglichen dunkeln Störungsfaktoren ausgesetzt sei.

Etwas in der Art müsste unserem Bewusstsein geschehen, wenn ein weiteres Bewusstsein existieren sollte, ein Bewusstsein, das, wie ich vorhin anführte, ein Abbild des ganzen Menschen wäre. Gibt es nun tatsächlich dergleichen dunkle Störungen, die kein Wille beherrschen und keine Absicht beseitigen kann? Und gibt es irgendwo in uns ein Nichtberührbares, das wir als Quelle solcher Störungen verdächtigen könnten? Die erste Frage können wir ohne weiteres bejahen. Ganz zu schweigen von neurotischen Menschen, können wir schon beim Normalen ohne Schwierigkeit die allerdeutlichsten Eingriffe und Störungen aus einer anderen Sphäre beobachten: Eine Laune kann plötzlich wechseln, ein Kopfschmerz kommt angeflogen, der Name eines Bekannten, den man vorstellen sollte, ist weggeblasen, eine Melodie verfolgt uns für einen ganzen Tag, man möchte etwas tun, aber die Lust dazu ist auf unerklärliche Weise abhandengekommen, man vergisst das, was man unter keinen Umständen vergessen wollte, man freut sich aufs Schlafen, und der Schlaf ist weggezaubert, man schläft, und fantastische, ärgerliche Träume stören den Schlaf, die Brille, die auf der Nase sitzt, wird gesucht, der neue Schirm wird, unbekannt wo, stehengelassen. Diese Liste ließe sich leicht ins Unendliche vermehren. Wenn wir gar die Psychologie Neurotischer untersuchen, so bewegen wir uns inmitten der paradoxesten Störungen. Es entstehen fabelhafte Krankheitssymptome, und doch ist kein Organ krank. Ohne die leiseste Störung des Körpers schnellt die Temperatur auf 40 Grad empor, erstickende Angstzustände von gänzlicher Grundlosigkeit, Zwangsvorstellungen, deren Unsinnigkeit selbst der Patient einsieht, Hautausschläge, die kommen und gehen und sich weder um Gründe noch um Therapie kümmern. Auch hier ist die Liste unendlich. Man hat natürlich für jeden Fall eine passende oder meist unpassende Erklärung, die aber schon den nächsten Fall nicht mehr erklärt. Über die Existenz der Störungen aber kann keine Unsicherheit herrschen.

Was nun die zweite Frage, die Herkunft der Störungen betreffend, angeht, so ist darauf aufmerksam zu machen, dass die medizinische Psychologie den Begriff eines *Unbewussten* aufgestellt und die Nachweise erbracht hat, dass diese Störungen auf unbewussten Vorgängen beruhen.

Es ist also, wie wenn unsere Augenpersönlichkeit entdeckt hätte, dass außer den sichtbaren noch unsichtbare bestimmende Faktoren existieren müssen. Wenn nicht alles trügt, so scheinen die unbewussten Vorgänge nichts weniger als unintelligent zu sein. Der Charakter des Automatischen und Mechanischen fehlt ihnen sogar in besonderem Maße. Sie sind daher an Feinheit den bewussten Vorgängen in keinerlei Weise unterlegen, im Gegenteil, nicht allzu selten überragen sie die bewusste Einsicht um ein Beträchtliches.

Unsere gedachte optische Person mag daran zweifeln, ob die plötzlichen Störungen ihrer Lichtwelt aus einem Bewusstsein hervorgehen. Und so können auch wir an einem weiteren Bewusstsein zweifeln, ohne mehr Grund zum Zweifeln zu haben als die optische Person. Da es uns aber nicht gelingen wird, uns in den Zustand und damit in das Begreifen eines weiteren Bewusstseins zu versetzen, so tun wir wohl gut daran, die dunkle Sphäre, von unserem Standpunkt aus, das »Unbewusste« zu nennen, ohne damit zu präjudizieren, dass dieses auch seiner selbst unbewusst sei.

Ich bin an dieser Stelle der Erörterung wieder auf die eingangs angeschnittene Frage eines höheren Bewusstseins zurückgekommen, weil dieses uns hier beschäftigende Problem der lebenbestimmenden Kraft des Geistes mit Vorgängen jenseits des Ichbewusstseins zusammenhängt. Ich habe vorhin mehr beiläufig bemerkt, dass eine Idee ohne den Affekt niemals zu einer lebenbestimmenden Größe werden könne. Ich habe das Entstehen eines gewissen Geistes auch eine Schicksalsfrage genannt, um damit auszudrücken, dass unser Bewusstsein nicht in der Lage sei, willkürlich einen autonomen Komplex zu erzeugen. Er ist eben nie autonom, wenn er uns nicht zustößt und seine Überlegenheit über den bewussten Willen augenscheinlich erweist. Er ist nämlich auch eine jener Störungen, die aus der dunkeln Sphäre stammen. Wenn ich vorhin sagte, der Idee müsse eine Reaktion des Gemütes entgegenkommen, so meinte ich damit eine unbewusste Bereitschaft, welche durch ihre affektive Art in Tiefen reicht, die unserem Bewusstsein nicht mehr zugänglich sind. So vermag unsere bewusste Vernunft niemals die Wurzeln nervöser Symptome zu zerstören; dazu bedarf es emotionaler Vorgänge, welche selbst das sympathische Nervensystem zu beeinflussen vermögen. Wir könnten daher ebenso gut sagen, wenn es dem weiteren Bewusstsein passend erscheint, wird dem Ichbewusstsein eine zwingende Idee wie ein unbedingter Befehl vorgesetzt. Wer immer seines leitenden Prinzips bewusst ist, weiß, mit welch undiskutierbarer Autorität es über unser Leben verfügt. Aber in der Regel ist das Bewusstsein zu geschäftig mit der Erreichung seiner ihm vorschwebenden Ziele, so dass es sich nie Rechenschaft gibt über die Natur des Geistes, der sein Leben bestimmt.

Unter dem psychologischen Gesichtswinkel betrachtet, erscheint das Phänomen des Geistes, wie jeder autonome Komplex, als eine dem Ichbewusstsein übergeordnete oder mindestens beigeordnete Absicht des Unbewussten. Wenn wir dem Wesen dessen, was wir Geist nennen, gerecht werden sollen, so müssen wir statt von dem Unbewussten eher von einem höheren Bewusstsein reden, denn der Begriff von Geist bringt es mit sich, dass wir mit ihm den Gedanken einer Überlegenheit über das Ichbewusstsein verbinden. Die Überlegenheit ist dem Geiste nicht durch bewusste Erklügelung angedichtet, sondern haftet seiner Erscheinung als wesentliche Eigenschaft an, wie aus den Urkunden aller Zeiten, angefangen mit der Heiligen Schrift bis zu Nietzsches *»Zarathustra«*, ersichtlich ist. Der Geist tritt psychologisch auf als ein persönliches Wesen von bisweilen visionärer Deutlichkeit. Im christlichen Dogma ist er sogar die dritte Person der Trinität. Diese Tatsachen beweisen, dass der Geist nicht immer bloß eine formulierbare Idee oder Sentenz ist, sondern in seinen stärksten und unmittelbarsten Offenbarungen sogar ein eigentümlich selbständiges Leben entfaltet, welches wie das eines von uns unabhängigen Wesens empfunden wird. Solange ein Geist durch ein fassbares Prinzip oder eine ausdrückbare Idee benannt und umschrieben werden kann, wird er allerdings nicht als ein selbständiges Wesen empfunden werden. Wenn aber seine Idee oder sein Prinzip unübersehbar wird, wenn seine Absichten in Ursprung und Ziel dunkel werden und sich dennoch zwingend durchsetzen, dann wird er notwendigerweise als selbständiges Wesen erfahren, als eine Art höheren Bewusstseins, und seine unübersehbare, überlegene Natur kann nicht mehr in den Begriffen des menschlichen Verstandes ausgedrückt werden. Unser Ausdrucksvermögen greift dann nach anderen Mitteln: Es erschafft ein *Symbol.*

Unter Symbol verstehe ich keineswegs eine Allegorie oder ein bloßes Zeichen, sondern vielmehr ein Bild, das die nur dunkel geahnte Natur des Geistes bestmöglich kennzeichnen soll. Ein Symbol umfasst nicht und erklärt nicht, sondern weist über sich selbst hinaus auf einen noch jenseitigen, unerfasslichen, dunkel geahnten Sinn, der in keinem Worte unserer derzeitigen Sprache sich genügend ausdrücken könnte. Ein Geist, der sich in einen Begriff übersetzen lässt, ist ein seelischer Komplex innerhalb der Reichweite unseres Ichbewusstseins. Er wird nichts hervorbringen und nichts mehr tun, als wir in ihn hineingelegt haben. Ein Geist aber, der ein Symbol zu seinem Ausdruck erfordert, ist ein seelischer Komplex, der schöpferische Keime von noch unabsehbaren Möglichkeiten enthält. Das nächste und beste Beispiel ist die historisch festgelegte und wohl überblickbare Wirksamkeit der christlichen Symbole. Wenn man vorurteilsfrei die Wirkung des frühchristlichen Geistes auf die Köpfe bescheidener Durchschnittsmenschen des zweiten Jahrhunderts betrachtet, so kann man nur staunen. Aber dieser Geist war schöpferisch wie kaum je einer. Kein Wunder daher, dass er als von göttlicher Überlegenheit empfunden wurde.

Es ist gerade diese deutlich gefühlte Überlegenheit, welche der Erscheinung des Geistes Offenbarungscharakter und unbedingte Autorität verleiht, eine gefährliche Eigenschaft; denn was wir vielleicht *höheres Bewusstsein* nennen dürfen, ist keineswegs immer »höher« im Sinne unserer Bewusstseinswerte, sondern öfters in strengstem Gegensatz zu unseren anerkannten Idealen. Man dürfte dieses hypothetische Bewusstsein eigentlich bloß als ein »weiteres« bezeichnen, um nicht das Vorurteil zu erregen, dass es in intellektueller oder moralischer Beziehung auch immer notwendigerweise höher stehe. Der Geister sind viele, helle und finstere. Man darf sich daher der Einsicht nicht verschließen, dass auch der Geist nichts Absolutes, sondern etwas Relatives ist, welches der Ergänzung und der Vervollständigung *durch das Leben* bedarf. Wir haben nämlich allzu viele Beispiele von Fällen, wo ein Geist dermaßen von Menschen Besitz ergriff, dass nicht mehr der Mensch, sondern nur noch der Geist lebte, und zwar nicht im Sinne eines für den Menschen reicheren und völligeren Lebens, sondern in lebenswidriger Weise. Ich meine damit keineswegs, dass der Tod der christlichen Märtyrer eine sinn- und zwecklose Zerstörung gewesen sei – im Gegenteil, ein solcher Tod kann auch ein völligeres Leben als irgendeines bedeuten –, ich meine vielmehr den Geist gewisser, das Leben gänzlich verneinender Sekten. Was soll es mit dem Geist, wenn er die Menschen ausgerottet hat? Die strenge montanistische Auffassung entsprach gewiss den höchsten sittlichen Anforderungen jener Zeit, aber sie war lebenzerstörend. Ich glaube daher, dass auch ein unseren höchsten Idealen entsprechender Geist am Leben seine Schranken findet. Gewiss, er ist dem Leben unerlässlich, denn ein bloßes Ich-Leben ist, wie wir zur Genüge wissen, eine höchst unzulängliche und unbefriedigende Sache. Nur ein Leben, das in einem gewissen Geiste gelebt wird, ist lebenswert. Es ist eine merkwürdige Tatsache, dass ein Leben, das bloß aus dem Ich gelebt wird, in der Regel nicht nur auf den Betreffenden selbst, sondern auch auf die Zuschauer als dumpf wirkt. Die Fülle des Lebens erfordert mehr als bloß ein Ich; sie bedarf eines Geistes, das heißt eines unabhängigen und übergeordneten Komplexes, der offenbar allein imstande ist, alle jene seelischen Möglichkeiten, die das Ichbewusstsein nicht erreichen kann, in lebendige Erscheinung zu rufen.

Aber wie es eine Leidenschaft gibt, die nach blindem, schrankenlosem Leben strebt, so gibt es auch eine Leidenschaft, die dem Geiste, eben um seiner schöpferischen Überlegenheit willen, alles Leben zum Opfer bringen möchte. Diese Leidenschaft macht den Geist zu einer bösartigen Geschwulst, die das menschliche Leben sinnlos zerstört.

Das Leben ist ein Kriterium der Wahrheit des Geistes. Ein Geist, der den Menschen über alle Lebensmöglichkeit hinausreißt und nur Erfüllung in sich selbst sucht, ist ein Irrgeist – nicht ohne die Schuld des Menschen, der es in der Hand hat, sich selbst aufzugeben oder nicht.

Leben und Geist sind zwei Mächte, oder Notwendigkeiten, zwischen die der Mensch hineingestellt ist. Der Geist gibt seinem Leben Sinn und die Möglichkeit größter Entfaltung. Das Leben aber ist dem Geiste unerlässlich, denn seine Wahrheit ist nichts, wenn sie nicht leben kann.

Über die Beziehung der Psychotherapie zur Seelsorge

Meine Damen und Herren

Die neuere Entwicklung der medizinischen Psychologie und der Psychotherapie verdankt den entscheidenden Anstoß in weit geringerem Maße der Neugier der Forscher als vielmehr der drängenden seelischen Problematik der Patienten. Die ärztliche Wissenschaft hat sich – fast im Gegensatz zu den Bedürfnissen der Patienten – vor der Berührung mit den eigentlichen seelischen Problemen gehütet, mit der nicht ganz unrichtigen Voraussetzung, dass dieses Gebiet der Domäne anderer Fakultäten angehöre. Wie aber die biologische Einheit des menschlichen Wesens die Medizin je und je gezwungen hat, Anleihen bei den verschiedensten Wissenszweigen, wie der Chemie, der Physik, der Biologie usw., aufzunehmen, so sah sie sich auch gezwungen, die experimentelle Psychologie in ihren Bereich zu ziehen.

Dabei war es selbstverständlich, dass die adoptierten Wissensgebiete in ihrer Tendenz eine charakteristische Umbiegung erfuhren: Anstelle ihres Selbstzweckes trat die Frage der praktischen Anwendung auf den Menschen. So schöpfte zum Beispiel die Psychiatrie aus dem Schatz der Methoden der experimentellen Psychologie und gliederte diese dem weitläufigen Gebäude der Psychopathologie ein. Diese Letztere ist eigentlich eine Psychologie der komplexen seelischen Phänomene. Ihre Ursprünge liegen teils in den Erfahrungen der Psychiatrie im engeren Sinne, teils in denen der Neurologie, welche ursprünglich auch das Gebiet der sogenannten psychogenen Neurosen in sich schloss und dies – nach akademischer Voraussetzung – immer noch tut. In der Praxis allerdings hat sich in den letzten Jahrzehnten, namentlich seit dem Aufkommen des Hypnotismus, eine weite Kluft zwischen dem Fachneurologen und dem Psychotherapeuten aufgetan. Dies geschah unvermeidlicherweise, denn die Neurologie ist eigentlich die Wissenschaft der organischen Nervenkrankheiten, während die psychogenen Neurosen keine organischen Krankheiten im gewöhnlichen Sinne sind, wie sie auch nicht zur Domäne des Psychiaters gehören, welche ausschließlich das Gebiet der Psychosen begreift. Die psychogenen Neurosen sind aber auch keine Geisteskrankheiten im landläufigen Sinne des Wortes. Vielmehr konstituieren sie ein merkwürdiges Sondergebiet ohne allzu scharfe Grenzen, in dem zahlreiche Übergangsformen nach beiden Seiten, zur Geisteskrankheit sowohl wie zur Nervenkrankheit, vorkommen.

Das unverkennbare Charakteristikum der Neurosen besteht in der Tatsache, dass sie aus seelischen Ursachen hervorgehen und mit ausschließlich seelischen Mitteln geheilt werden können. Die Abgrenzung und Erforschung dieses Sondergebietes, das sowohl von der psychiatrischen wie von der neurologischen Seite her aufgeschlossen wurde, hat zu einer Entdeckung geführt, die der wissenschaftlichen Medizin äußerst unbequem war, nämlich zur *Entdeckung der Seele* als eines ätiologischen, krankheitserregenden Faktors. Die Medizin war nämlich im Laufe des 19. Jahrhunderts in Methodik und Theorie zu einer naturwissenschaftlichen Disziplin geworden und huldigte derselben philosophischen Voraussetzung wie diese, nämlich dem Kausalismus und Materialismus. Die Seele als eine geistige Substanz existierte für sie nicht, wie sich auch die experimentelle Psychologie möglichst bestrebte, eine »Psychologie ohne Seele« zu sein.

Die Erforschung der Psychoneurosen ergab nun als unzweideutiges Resultat, dass der *psychische Faktor* die Noxe, das heißt die wesentliche Ursache des Krankseins war, damit also als vollwertiges Glied in die Reihe anderer anerkannter Krankheitsursachen trat, wie der Vererbung, der Konstitution, der bakteriellen

Infektion usw. Alle Versuche, die Natur des psychischen Faktors auf andere, körperliche Faktoren zu reduzieren, erwiesen sich als verfehlt. Schon mehr Glück hatte der Versuch, den psychischen Faktor auf den der Biologie entliehenen Begriff des *Triebes* zu reduzieren. Triebe sind bekanntlich sehr wahrnehmbare, auf Drüsenfunktionen basierende physiologische Nötigungen, die erfahrungsgemäß die psychischen Vorgänge bedingen oder beeinflussen. Was lag also näher, als die spezifische Noxe der Psychoneurose, statt in einem mystischen Seelenbegriff, in einer Triebstörung zu suchen, einer Störung, die letzten Endes vielleicht gar durch eine organische Drüsenbehandlung behoben werden konnte?

Die Freud'sche Neurosentheorie steht, wie Sie wissen, auf diesem Standpunkt. Sie erklärt wesentlich aus den Störungen des Sexualtriebs. Die Adler'sche Auffassung erklärt ebenfalls aus dem Triebbegriff, und zwar aus den Störungen des Geltungstriebes, welcher allerdings ein gut Teil psychischer ist als der physiologische Sexualtrieb. Der Begriff »Trieb« ist weit davon entfernt, wissenschaftlich geklärt zu sein. Er betrifft ein biologisches Phänomen von ungeheurer Komplexität und stellt recht eigentlich ein X dar, das heißt einen bloßen Grenzbegriff von ganz unbestimmtem Gehalt.

Ich will hier nicht auf eine Kritik des Triebbegriffes eingehen, sondern vielmehr die Möglichkeit in Betracht ziehen, dass der psychische Faktor nun tatsächlich nichts anderes sei als zum Beispiel eine Kombination von Trieben, die ihrerseits wieder auf Drüsenfunktionen beruhen. Ja, wir dürfen sogar von der Möglichkeit reden, dass in der Totalität der Triebe alles beschlossen sei, was man psychisch nennt, dass mithin das Psychische selbst nur ein Trieb oder Triebkonglomerat sei, das heißt, in letzter Linie, eine Drüsenfunktion. Die Psychoneurose wäre dann eine Drüsenkrankheit.

Der Beweis hierfür steht aber noch aus, und noch ist kein Drüsensekret gefunden, das die Neurose heilt. Auf der anderen Seite wissen wir aus nur allzu vielen Misserfolgen, dass die Organtherapie bei Neurosen im Prinzip völlig versagt, dass aber psychische Mittel die Neurose heilen, genau wie wenn diese psychischen Mittel Drüsenextrakte wären. Die Neurosen sind also nach unserer derzeitigen Erfahrung nicht vom proximalen Ende der Drüsenfunktion, sondern vom distalen Ende, nämlich vom Psychischen her zu beeinflussen respektive zu heilen, genau wie wenn das Psychische eine Substanz wäre. Zum Beispiel kann eine passende Erklärung oder ein tröstendes Wort einen annähernden Heilungseffekt haben, der letzten Endes sogar die Drüsenfunktion beeinflusst. Die Worte des Arztes sind zwar nichts als Luftschwingungen, deren besondere Beschaffenheit aber durch einen gewissen psychischen Zustand des Arztes verursacht ist. Die Worte wirken nur darum, weil sie einen Sinn oder eine Bedeutung übermitteln. Darin liegt das Wirksame. »Sinn« aber ist ein geistiges Etwas. Man kann es meinetwegen Fiktion nennen. Durch Fiktion aber beeinflussen wir die Krankheit in unendlich viel wirksamerer Weise als durch chemische Präparate, ja, wir beeinflussen sogar den biochemischen körperlichen Prozess. Ob sich nun die Fiktion in mir erzeugt oder von außen via Sprache mich erreicht – sie kann mich krank oder gesund machen –, Fiktionen, Illusionen, Meinungen sind wohl die allerintangibelsten, allerunwirklichsten Dinge, die man sich denken kann, und doch sind sie seelisch und sogar psychophysisch die allerwirksamsten.

Auf diesem Wege hat die Medizin die Seele entdeckt. Sie kann ehrlicherweise die Substanz des Seelischen nicht mehr leugnen. Der Trieb wird als eine Bedingung des Psychischen erkannt, wie das Psychische als eine Bedingung des Triebes erscheint.

Der Freud'schen sowohl wie der Adler'schen Theorie erwächst kein Vorwurf daraus, dass sie Triebpsychologien, sondern daraus, dass sie einseitig sind. Es ist Psychologie ohne Seele, geeignet für jedermann, der keine geistigen Ansprüche oder Bedürfnisse zu haben glaubt. Hierin allerdings täuschen sich Arzt sowohl wie Patient. Wenn schon diese Theorien in unendlich viel höherem Maße der Psychologie der Neurosen gerecht werden als irgendeine frühere medizinische Auffassung, so genügt ihre Beschränkung aufs Triebhafte den tieferen Bedürfnissen der kranken Seele nicht. Ihre Auffassung ist zu wissenschaftlich und zu selbstverständlich, zu wenig fiktiv oder imaginativ, mit einem Wort zu wenig sinngebend: *Nur das Bedeutende erlöst.*

Die alltägliche Vernunft, der gesunde Menschenverstand, die Wissenschaft als konzentrierter »common sense« reichen gewiss eine ganze Strecke weit, aber doch nie weiter als die Grenzpfähle der allerbanalsten Wirklichkeit und der durchschnittlichen Normalmenschlichkeit. Sie geben im Grunde keine Antwort auf die Frage des seelischen Leidens und dessen tiefster Bedeutung. *Die Psychoneurose ist im letzten Verstande ein Leiden der Seele, die ihren Sinn nicht gefunden hat.* Aus dem Leiden der Seele aber geht alle geistige Schöpfung hervor und jeglicher Fortschritt des geistigen Menschen, und der Grund des Leidens ist der geistige Stillstand, die seelische Unfruchtbarkeit.

Mit dieser Erkenntnis betritt der Arzt nunmehr ein Gebiet, dem er sich nur mit größtem Zögern naht. Hier nämlich tritt die Notwendigkeit an ihn heran, die heilende Fiktion, die geistige Bedeutung zu übermitteln, denn das ist es ja, wonach der Kranke verlangt, jenseits alles dessen, was Vernunft und Wissenschaft ihm geben können. Der Kranke sucht das, was ihn ergreift und der chaotischen Verworrenheit seiner neurotischen Seele sinnvolle Gestalt verleiht.

Ist der Arzt dieser Aufgabe gewachsen? Er wird seinen Patienten wohl zunächst an den Theologen oder den Philosophen weisen oder ihn der großen Ratlosigkeit der Zeit überlassen. Als Arzt ist er ja durch sein professionelles Gewissen nicht verpflichtet, eine Weltanschauung zu haben. Was wird aber, wenn er nur allzu deutlich sieht, woran sein Patient krankt, dass er nämlich *keine Liebe* hat, sondern bloß Sexualität, keinen *Glauben*, weil ihn die Blindheit schreckt, *keine Hoffnung*, weil ihn Welt und Leben desillusioniert haben, und keine Er*kenntnis*, weil er seinen eigenen Sinn nicht erkannt hat?

Zahlreiche gebildete Patienten weigern sich kategorisch, zum Theologen zu gehen. Vom Philosophen wollen sie schon gar nichts hören, denn die Geschichte der Philosophie lässt sie kalt, und der Intellektualismus ist ihnen öder als die Wüste. Und wo gibt es die großen Lebens- und Weltweisen, die nicht bloß von Sinn reden, sondern ihn auch haben? Man kann sich auch schlechterdings kein System und keine Wahrheit ausdenken, welche das gäben, was der Kranke zum Leben braucht, nämlich Glaube, Hoffnung, Liebe *und Erkenntnis.*

Diese vier höchsten Errungenschaften menschlichen Strebens sind ebenso viele Gnaden, die man weder lehren noch lernen, weder geben noch nehmen, weder vorenthalten noch verdienen kann, denn sie sind an eine, menschlicher Willkür entzogene, irrationale Bedingung geknüpft, nämlich an das *Erlebnis.* Erlebnisse aber können nie »gemacht« werden. Sie geschehen, aber nicht absolut, sondern glücklicherweise relativ. *Man kann sich ihnen nähern.* So viel liegt in unserer menschlichen Reichweite. Es gibt Wege, die in die Nachbarschaft des Erlebnisses führen, aber man sollte sich scheuen, die Wege »Methoden« zu nennen, denn dieser Name wirkt lebenertötend, und überdies ist der Weg zum Erlebnis nichts weniger als ein Kunstgriff, sondern vielmehr ein Wagnis, das den *unbedingten Einsatz der ganzen Persönlichkeit fordert.*

Die therapeutische Notwendigkeit gelangt damit zu einer Frage und zugleich zu einem Hindernis, das unübersteiglich zu sein scheint. Wie können wir der leidenden Seele zum erlösenden Erlebnis verhelfen, aus dem ihr die vier großen Charismata zukommen und ihre Krankheit heilen sollen? Wohlmeinend raten wir wohl: Du solltest die wahre Liebe haben, oder den wahren Glauben, oder die wahre Hoffnung, oder »Erkenne dich selbst«. Aber woher soll der Kranke das vorher nehmen, was er eben erst nachher erhalten kann?

Saulus verdankt seine Bekehrung weder der wahren Liebe noch dem wahren Glauben noch sonst irgendeiner Wahrheit, einzig sein *Christenhass* hat ihn auf den Weg nach Damaskus und damit zu jenem Erlebnis geführt, das für sein Leben entscheidend werden sollte. Er hat seinen schlimmsten Irrtum mit Überzeugung gelebt, und das führte ihn zum Erlebnis.

Hier öffnet sich eine Problematik des Lebens, die man gar nicht ernst genug nehmen kann, und hier stellt sich dem Seelenarzt ein Problem, das ihn in nächste Berührung mit dem Seelsorger bringt.

Das Problem des seelisch Leidenden ginge eigentlich den Seelsorger in viel höherem Maße an als den Arzt. Aber der Kranke sucht wohl in den meisten Fällen zunächst den Arzt auf, weil er meint, er sei körperlich krank, und weil gewisse neurotische Symptome durch Medikamente wenigstens gelindert werden können. Auf der anderen Seite fehlen dem Seelsorger in der Regel die Kenntnisse, die ihn befähigen würden, den seelischen Hintergrund der Krankheit zu durchschauen; auch besitzt er nicht die Autorität, den Kranken davon zu überzeugen, dass sein Leiden seelisch ist.

Aber es gibt auch Kranke, die zwar die seelische Natur ihres Leidens sehr genau kennen, aber sich trotzdem weigern, den Seelsorger aufzusuchen, weil sie ihm nämlich nicht zutrauen, dass er wirklich helfen könne. Dasselbe Misstrauen haben solche Kranke gegenüber den Ärzten, und zwar mit Recht, denn in Tat und Wahrheit stehen Arzt sowohl wie Seelsorger mit leeren Händen da, wenn nicht – schlimmer noch – mit leeren Worten. Dass der Arzt zu den letzten Fragen der Seele schließlich nichts zu sagen weiß, ist natürlich. Solches dürfte der Kranke nicht vom Arzt, sondern vom Theologen erwarten. Der protestantische Seelsorger sieht sich aber bisweilen vor eine fast unmögliche Aufgabe gestellt, denn er hat mit praktischen Schwierigkeiten zu ringen, denen der katholische Priester enthoben ist. Dieser hat vor allem die Autorität der Kirche hinter sich, sodann befindet er sich in einer sozial ganz anders gesicherten und unabhängigen Stellung als der womöglich verheiratete reformierte Pfarrer, den die Verantwortlichkeit für eine Familie belastet und den im schlimmsten Fall kein gastliches Stift oder Kloster aufnimmt. Ist der Priester gar ein Jesuit, so verfügt er über die modernste psychologische Bildung. So weiß ich zum Beispiel, dass in Rom meine Schriften einem ernstlichen Studium unterzogen wurden, lange bevor ein protestantischer Theologe sie eines Blickes gewürdigt hätte.

Die Zeiten sind ernst geworden. Die Flucht aus der protestantischen Kirche in Deutschland ist bloß *ein* Symptom. Es gibt noch viele andere, welche dem Theologen zeigen könnten, dass der alleinige Hinweis auf den Glauben oder die karitative Tätigkeit der Erwartung des modernen Menschen zu wenig bedeuten. Die Tatsache, dass viele Theologen psychologische Stützung oder praktische Hilfe bei der Freud'schen Sexual- oder bei der Adler'schen Machttheorie suchen, mutet sonderbar an, denn beide Theorien sind, im Grunde genommen, geistfeindlich, weil es »Psychologien ohne Seele« sind. Es sind nationalistische Methoden, welche das Zustandekommen des geistigen Erlebnisses geradezu verhindern. Weitaus die meisten Psychotherapeuten sind Anhänger Freuds oder Adlers. Das bedeutet, dass weitaus die meisten Patienten notwendigerweise dem geistigen Standpunkt entfremdet werden. Das kann einem, dem das Schicksal der Seele am Herzen liegt, nicht gleichgültig sein. Die psychologische Welle, welche gegenwärtig die protestantischen Länder Europas überflutet, ist fern davon, im Abflauen begriffen zu sein. Sie geht Hand in Hand mit den massenhaften Austritten aus der Kirche. Ich zitiere einen protestantischen Seelsorger, wenn ich sage: »Heutzutage gehen die Leute zum Seelenarzt statt zum Seelsorger.«

Ich bin überzeugt, dass diese Aussage auf das relativ gebildete Publikum zu beschränken ist. Für die große Masse gilt sie wohl nicht. Vergessen Sie aber nicht, dass das, was heute der Gebildete denkt, etwa zwanzig Jahre braucht, bis es zum Denken der Masse wird. Ludwig Büchners *»Kraft und Stoff«* zum Beispiel wurde, nachdem es für die Gebildeten sozusagen ausgestorben war, nach etwa zwanzig Jahren zu einem der meistgelesenen Bücher der deutschen Volksbibliotheken. Ich bin überzeugt, dass das psychologische Bedürfnis des Gebildeten von heute das Interesse des Volkes von morgen sein wird.

Ich möchte folgende Tatsachen zum Bedenken geben: Seit dreißig Jahren habe ich eine Klientele aus allen Kulturländern der Erde. Viele Hunderte von Patienten sind durch meine Hände gegangen; es waren in der Großzahl Protestanten, in der Minderzahl Juden und nicht mehr als fünf bis sechs praktizierende Katholiken. Unter allen meinen Patienten jenseits der Lebensmitte, das heißt jenseits fünfunddreißig, ist nicht ein einziger, dessen endgültiges Problem nicht das der religiösen Einstellung wäre. Ja, jeder krankt in letzter Linie daran, dass er das verloren hat, was lebendige Religionen ihren Gläubigen zu allen Zeiten gegeben haben, und keiner ist wirklich geheilt, der seine religiöse Einstellung nicht wieder erreicht, was mit Konfession oder Zugehörigkeit zu einer Kirche natürlich nichts zu tun hat.

Hier breitet sich für den Seelsorger ein ungeheures Gebiet aus. Aber es scheint fast, als ob es noch niemand bemerkt hätte. Es hat auch nicht den Anschein, als ob der protestantische Seelsorger von heute genügend ausgerüstet wäre, um dem gewaltigen seelischen Anspruch unserer Zeit zu genügen. Es wäre höchste Zeit, dass der Seelsorger und der Seelenarzt sich die Hand reichten zur Bewältigung dieser geistigen Riesenaufgabe.

Wie aktuell dieses Problem ist, möchte ich anhand eines Beispieles zeigen: Vor etwas mehr als Jahresfrist wurde mir vonseiten der Leitung der Aarauer Christlichen Studenten-Konferenz die Frage vorgelegt, ob und warum die Leute heutzutage in seelischen Nöten eher den Arzt als den Pfarrer aufsuchten. Diese Frage ist sehr direkt und sehr praktisch. Ich hatte bis dahin nur gesehen, dass *meine* Patienten sicher den Arzt aufgesucht haben und nicht den Pfarrer. Ob das nun aber allgemein so sei, schien mir doch sehr fraglich, auf alle Fälle wusste ich darüber nichts Bestimmtes. Ich habe deshalb in Kreisen, die mir persönlich fernstehen, mit

Hilfe von Drittpersonen eine Umfrage in diesem Sinne veranstaltet, eine Umfrage, die von schweizerischen, deutschen und französischen Protestanten beantwortet wurde. Daneben lief auch eine Anzahl katholischer Antworten ein. Das Ergebnis ist nun sehr interessant. Ich will es Ihnen in allgemeinen Zügen schildern: Für den Arzt entschieden sich 57 % aller Protestanten und bloß 25 % der Katholiken. Für den Pfarrer bloß 8 % Protestanten, dagegen 58 % der Katholiken. Das waren die unzweideutigen Entscheide. Der Rest von 35 % der Protestanten konnte die Frage nicht entscheiden. Der katholische Rest von Unentschiedenen aber betrug nur 17 %.

Als Gegengründe gegen den Pfarrer wurden hauptsächlich hervorgehoben: der Mangel an psychologischen Kenntnissen und entsprechendem Verständnis, und zwar in 52 % der Antworten. 28 % gaben als Gegengrund an, dass der Pfarrer eine vorgefasste Meinung habe und dogmatisch und traditionell befangen sei. Als Kuriosum möchte ich erwähnen, dass sogar ein Pfarrer sich für den Arzt entschieden hat, während ein anderer mir imitiert antwortete: »Theologie hat mit Menschenbehandlung nichts zu tun.« Sämtliche Angehörige von Theologen, die meine Umfrage beantwortet haben, haben sich gegen den Pfarrer ausgesprochen.

Diese Umfrage, die sich naturgemäß auf gebildete Kreise beschränkte, ist bloß eine Stichprobe von sehr beschränkter Gültigkeit. Ich bin überzeugt, dass ungebildete Volksschichten wohl anders reagiert hätten. Aber ich bin geneigt anzunehmen, dass die Stichprobe für die gebildeten Kreise wenigstens eine gewisse Gültigkeit besitzt, denn es ist eine bekannte Tatsache, dass die kirchliche und religiöse Indifferenz in diesen Kreisen beträchtlich zunimmt. Und man vergesse nicht die vorhin erwähnte massenpsychologische Tatsache, dass die weltanschauliche Problematik des Gebildeten etwa zwanzig Jahre braucht, um die ungebildeten Volksschichten zu erreichen. Wer hätte zum Beispiel den unerhörten geistigen Umschwung in Spanien, dem katholischsten aller europäischen Länder, vor zwanzig, ja, vor zehn Jahren vorauszusagen vermocht?[2] Und doch ist er plötzlich mit der Gewalt einer Naturkatastrophe hereingebrochen.

Es scheint mir, als ob parallel mit dem Niedergang des religiösen Lebens die Neurosen sich beträchtlich vermehrt hätten. Es gibt jedoch keine Statistik, die mit Zahlen diese Zunahme beweisen könnte. Eines aber weiß ich sicher, nämlich, dass der allgemeine Geisteszustand des Europäers ungefähr überall einen bedenklichen Mangel an Gleichgewicht aufweist. Wir leben unleugbar in einer Epoche von Rastlosigkeit, Nervosität, Verwirrung und weltanschaulicher Desorientiertheit größten Ausmaßes. Unter meiner internationalen Klientele, die ausnahmslos den gebildeten Kreisen entstammt, habe ich eine nicht unbeträchtliche Anzahl von Fällen, die mich aufgesucht haben, nicht etwa, weil sie an einer Neurose litten, sondern weil sie in ihrem Leben keinen Sinn fanden oder sich mit Problemen abquälten, für die unsere Philosophie oder Religion keine Antwort hatte. Einige dachten vielleicht, ich wüsste einen Zauberspruch, aber ich musste sie bald – und damit kommen wir nun auf das praktische Gebiet – dahin aufklären, dass auch ich keine Antwort weiß. Nehmen wir zum Beispiel die allerbanalste und allerhäufigste dieser Fragen, die Frage nach dem Sinn »meines« oder des Lebens. Der moderne Mensch glaubt zur Genüge zu wissen, was der Pfarrer auf diese Frage sagt, was er ja sagen muss. Über den Philosophen lächelt man, vom Doktor im Allgemeinen hält man nicht viel, aber vom Seelenarzt, der das Unbewusste analysiert, da könnte man am Ende etwas hören; vielleicht hat er in seinen abstrusen Hintergründen unter anderem auch einen Sinn ausgegraben, den man gegen Entgelt eines Honorars erwerben könnte. Für jeden ernsthaften Menschen ist es daher eine Gewissenserleichterung, zu vernehmen, dass auch der Seelenarzt nichts zu sagen weiß. Man hat

[2] [In GW 11 als Anm. 2.] Während der 2. Republik, die 1931 proklamiert und 1936 wieder aufgehoben wurde.

daher nicht so weit am Ziel vorbeigeschossen. Häufig ist dies der Anfang des Vertrauens zum Arzt.

Ich habe gefunden, dass im modernen Menschen ein unausrottbarer Widerstand gegen hergebrachte Meinungen und bisherige Wahrheiten vorhanden ist. Der Moderne ist ein »Bolschewist«, dem alle bisherigen geistigen Formen und Normen irgendwie ungültig geworden sind und der darum mit dem Geist experimentieren will wie der Bolschewist mit der Wirtschaft. Diesem modernen Geiste gegenüber ist jedes kirchliche System, sei es nun katholisch oder protestantisch oder buddhistisch oder konfuzianisch, in einer misslichen Lage. Gewiss gibt es unter diesen Modernen auch jene negativen, zerstörerischen, perversen Naturen, degenerierte, desequilibrierte Sonderlinge, denen es nirgends wohl ist und die daher in allen neuen Bewegungen und Unternehmungen – sehr zum Schaden dieser – sich ansiedeln, in der Hoffnung, diesmal etwas gefunden zu haben, was ihrem eigenen Ungenügen auf billige Weise abhelfen könnte. Selbstverständlich kenne ich schon aus professionellen Gründen sehr viele moderne Menschen und natürlich auch ihre pathologischen Mitläufer. Aber von diesen Letzteren sehe ich ab. Die anderen dagegen sind nicht nur keine krankhaften Sonderlinge, sondern sehr oft besonders tüchtige, tapfere und gute Menschen, welche traditionelle Wahrheiten nicht aus Bosheit, sondern aus ehrlichen und anständigen Gründen ablehnen. Sie fühlen samt und sonders, dass unsere religiösen Wahrheiten irgendwie hohl geworden sind. Entweder können sie wissenschaftliche und religiöse Weltanschauung nicht in Einklang bringen, oder die christlichen Wahrheiten haben ihre Autorität und ihre psychologische Daseinsberechtigung verloren. Man fühlt sich durch den Tod Christi nicht mehr erlöst, man kann nicht glauben; ja, gewiss ist der glücklich, der glauben kann, aber man kann den Glauben nicht erzwingen. Sünde ist etwas ganz Relatives, was für den einen böse, ist für den andern gut. Warum sollte nicht Buddha ebenso recht haben?

Sie kennen ja diese Fragen und Zweifel ebenso gut wie ich. Die

Freud'sche Analyse würde alle diese Dinge als uneigentlich auf die Seite schieben, denn nach ihrer Auffassung handelt es sich in der Hauptsache um Verdrängung der Sexualität, welcher Umstand durch philosophische und religiöse Probleme verschleiert werden soll. Wenn man nun einen solchen Individualfall genau untersucht, so stellt es sich heraus, dass tatsächlich die Sexualsphäre in eigentümlicher Weise gestört ist, überhaupt die unbewusste Triebsphäre. Freud erklärt nun aus dem Vorhandensein dieser Störung die ganze seelische Störung überhaupt und interessiert sich ausschließlich für die Kausalität der sexualpsychologischen Symptome. Er übersieht dabei vollständig, dass gegebenenfalls die angeblichen Ursachen zwar stets vorhanden waren, aber so lange nicht zur Wirkung gelangten, bis eine Störung der bewussten Haltung eintrat, welche das Umkippen in die Neurose herbeiführte. Es ist, wie wenn ein leckes Schiff sänke und die Mannschaft sich nun wesentlich dafür interessiert, wie das ins Schiff eindringende Wasser beschaffen sei, statt das Leck zu verstopfen. Die Störung der Triebsphäre ist kein primäres, sondern ein sekundäres Phänomen. Das Bewusstsein hat seinen Sinn und seine Hoffnung verloren, es ist, wie wenn eine Panik ausgebrochen wäre – »lasst uns essen und trinken, denn morgen sind wir tot« –, diese aus der Sinnlosigkeit geborene Stimmung verursacht die Störung der Unterwelt und löst die mühsam gebändigten Triebe wieder aus. Der Grund, warum einer neurotisch wird oder ist, ist im Heute so gut vorhanden wie im Gestern. Nur ein aktuell vorhandener Grund kann eine Neurose am Leben erhalten. Eine Tuberkulose ist nicht darum vorhanden, weil einmal vor zwanzig Jahren eine Infektion mit Tuberkelbazillen stattgefunden hat, sondern weil jetzt floride Herde vorhanden sind. Wann und wie die Infektion stattgefunden hat, ist völlig irrelevant. Auch die genaueste Kenntnis der Vorgeschichte könnte die Tuberkulose nicht heilen. Genauso ist es mit der Neurose.

Deshalb nehme ich die religiösen Probleme, die mir der Patient vorlegt, durchaus als eigentlich und als mögliche Ursache der Neurose. Nehme ich sie aber als ernsthaft an, so muss ich dem Patienten zugeben können: »Ja, Sie haben recht, man kann so fühlen wie Sie; Buddha könnte ebenso recht haben wie Christus, Sünde ist relativ, und es ist nicht recht einzusehen, inwiefern wir uns durch den Tod Christi als irgendwie erlöst empfinden sollten.« Die Bestätigung dieser Zweifel fällt mir als Arzt leicht, dem Pfarrer aber schwer. Meine Haltung fühlt der Patient als Verständnis, während er das Zögern des Pfarrers als menschlich trennende historische Befangenheit fühlt. Er denkt sich: »Wenn ich gar anfangen wollte von all den Peinlichkeiten meines gestörten Trieblebens zu sprechen, was wird der Pfarrer dann sagen?« Mit Recht vermutet er wohl, dass die moralische Befangenheit noch ungleich größer sei als die dogmatische. Es gibt in dieser Hinsicht eine hübsche Anekdote vom schweigsamen Präsidenten Coolidge. Eines Sonntagmorgens ging er aus, und als er wieder zurückkehrte, fragte ihn seine Frau: »Wo warst du?« »In der Kirche.« »Was hat der Pfarrer gesagt?« »Er hat über die Sünde gesprochen.« »Und was hat er über die Sünde gesagt?« »Er war dagegen.«

Der Arzt hat es leicht, in dieser Hinsicht verständnisvoll zu sein, wird man sagen. Man vergisst aber, dass es auch unter den Ärzten moralische Naturen gibt, und dass es unter den Geständnissen der Patienten solche gibt, die auch der Arzt nicht ohne weiteres verdauen kann. Und doch fühlt sich der andere nicht angenommen, wenn sein Schlimmstes nicht angenommen ist. Das kann niemand mit bloßen Worten tun, sondern nur durch die Gesinnung und durch die Einstellung, sich selber und seiner eigenen Dunkelheit gegenüber. Will der Arzt die Seele eines anderen führen oder sie auch nur begleiten, so muss er mit ihr Fühlung haben. Diese Fühlung kommt nie zustande, wenn der Arzt verurteilt. Ob er das nun mit so viel Worten laut tut oder unausgesprochen im Stillen, ändert nichts an der Wirkung. Auch das Umgekehrte, nämlich dem Patienten unbesehen recht geben, hilft nichts. Es wirkt ebenso entfremdend wie das Verurteilen. Fühlung entsteht nur durch *vorurteilslose Objektivität.* Das klingt beinahe wie etwas Wissenschaftliches. Man könnte es mit einer rein intellektuellen, abstrakten Einstellung verwechseln. Was ich aber meine, ist etwas ganz anderes: Es ist etwas Menschliches, etwas wie eine Hochachtung vor der Tatsache, vor dem Menschen, der an dieser Tatsache leidet, vor dem Rätsel eines solchen Menschenlebens. Der wahrhaft religiöse Mensch hat diese Einstellung. Er weiß, dass Gott allerhand Wunderliches und Unbegreifliches erschaffen hat und auf den allerabsonderlichsten Wegen der Menschen Herz zu erreichen sucht.

Deshalb fühlt er in allen Dingen die dunkle Gegenwart des göttlichen Willens. Unter »vorurteilsloser Objektivität« meine ich diese Einstellung. Sie ist die moralische Leistung des Arztes, der sich vor Krankheit und Fäulnis nicht ekeln soll. *Man kann nichts ändern, was man nicht annimmt.* Verurteilung befreit nicht, sie unterdrückt. Ich bin nicht der Freund und der erleidende Mitmensch des *Verurteilten*, sondern sein Unterdrücker. Das heißt beileibe nicht, man dürfe nie verurteilen. Man darf aber nicht da verurteilen, wo man helfen und bessern will und kann. Will der Arzt einem Menschen helfen, so muss er ihn in seinem Sosein annehmen können. Er kann dies aber nur dann wirklich tun, wenn er zuvor sich selber in seinem Sosein angenommen hat.

Das klingt vielleicht sehr einfach. Das Einfache aber ist immer das Schwierigste. In Wirklichkeit ist nämlich Einfachsein höchste Kunst, und so ist das Sich-selbst-Annehmen der Inbegriff des moralischen Problems und der Kern einer ganzen Weltanschauung. Dass ich den Bettler bewirte, dass ich dem Beleidiger vergebe, dass ich den Feind sogar liebe im Namen Christi, ist unzweifelhaft hohe Tugend. Was ich dem Geringsten unter meinen Brüdern tue, das habe ich Christus getan. Wenn ich nun aber entdecken sollte, dass der Geringste von allen, der Ärmste aller Bettler, der Frechste aller Beleidiger, ja, der Feind selber in *mir* ist, ja, dass ich selber des Almosens meiner Güte bedarf, dass ich mir selber der zu liebende Feind bin, was dann? Dann dreht sich in der Regel die ganze christliche Wahrheit um, dann gibt es keine Liebe und Geduld mehr, dann sagen wir zum *Bruder in uns* »racha«, dann verurteilen wir und wüten gegen uns selbst. Nach außen verbergen wir es, wir leugnen es ab, diesem Geringsten in uns je begegnet zu sein, und sollte Gott selber es sein, der in solch verächtlicher Gestalt an uns herantritt, so hätten wir ihn tausendmal verleugnet, noch ehe überhaupt ein Hahn gekräht hätte. Wer mit Hilfe der modernen Psychologie nicht nur hinter die Kulissen seiner Patienten, sondern vor allem hinter seine eigenen geblickt hat – und das muss ein Psychotherapeut, der nicht ein naiver Schwindler ist, getan haben –, der muss gestehen, dass es das Allerschwierigste, ja, das Unmögliche ist, sich selber in seinem erbärmlichen Sosein anzunehmen. Schon der bloße Gedanke daran kann einen in Angstschweiß versetzen, deshalb zieht man mit Vergnügen und ohne Zögern das Komplizierte vor, nämlich das Nichtwissen um sich selbst und die geschäftige Bekümmerung um andere und anderer Schwierigkeiten und Sünden. Dort winken sichtbare Tugenden, die die anderen und einen selbst wohltätig täuschen. Man ist – Gott sei Dank – sich selbst entlaufen. Es gibt unzählige Menschen, die dies ungestraft tun können, aber nicht alle, und diese brechen dann vor ihrem Damaskus mit einer Neurose zusammen. Wie kann ich diesen Leuten helfen, wenn ich selber zu den Ausreißern gehöre und womöglich selber am morbus sacer der Neurose leide? »Vorurteilslose Objektivität« besitzt nur der, der sich selber angenommen hat. Niemand aber kann sich rühmen, dies getan zu haben. Man kann auf Christus hinweisen, der seine historische Befangenheit dem Gott in ihm geopfert und sein Leben so gelebt hat, wie es war, bis zum bitteren Ende, wahrlich ohne Rücksicht auf Konvention oder auf das, was pharisäischer Ansicht als gut galt.

Wir Protestanten sind auf dem besten Wege, zu diesem Problem zu gelangen: Sollen wir die Imitatio Christi so verstehen, dass wir sein Leben kopieren, gewissermaßen *seine* Wundmale nachäffen, oder, ihn in tieferem Sinne verstehend, unser Leben so leben, wie er das seinige in seinem ihm allein eigentümlichen Sosein gelebt hat? Das Christusleben nachahmen ist keine leichte Sache;

aber es ist unsäglich viel schwieriger, das eigene Leben so zu leben, wie Christus das seine gelebt hat. Jeder würde gegen seine historische Bedingtheit verstoßen und sie dadurch zwar erfüllen; jedoch würde er in seiner Art verkannt, verspottet, gequält und gekreuzigt sein. Ja, er wäre eine Art von verrücktem Bolschewist, der mit Recht ans Kreuz geschlagen würde. Man zieht daher die historisch prämiierte, durch Heiligkeit verklärte Imitatio Christi vor. Ich würde einen Mönch in der Ausübung dieser Identifikation mit Christus nie stören. Er ist verehrungswürdig. Aber ich bin kein Mönch, und meine Patienten sind es auch nicht, und zudem bin ich als Arzt mit der Aufgabe belastet, meinen Kranken den Weg zu weisen, wie sie ihr Leben leben können, ohne neurotisch zu werden. Neurose ist innere Spaltung, Entzweiung mit sich selbst. Alles, was diese Entzweiung verstärkt, macht kränker. Alles, was sie mildert, macht gesund. Das, was sie zur Entzweiung mit sich selber zwingt, ist die Ahnung oder sogar die Erkenntnis, dass sie aus zwei Menschen bestehen, die sich gegensätzlich zueinander verhalten, etwa so wie Faust sagt: »Zwei Seelen wohnen, ach! in meiner Brust«, etwa der sinnliche und der geistige Mensch oder das Ich und der Schatten. Neurose ist in letzter Linie Persönlichkeitsspaltung.

Das Problem der Heilung ist ein religiöses Problem. Auf der Ebene der sozialen oder der Völkerbeziehung ist der leidende Zustand zum Beispiel Bürgerkrieg. Durch die christliche Tugend der Feindesliebe und der Vergebung heilen wir diesen leidenden Zustand. Was wir aus christlicher Überzeugung außen empfehlen, das müssen wir in der Neurosentherapie auch innerlich anwenden. Darum wollen moderne Menschen nichts mehr von Schuld und Sünde hören. Sie haben an ihrem eigenen bösen Gewissen genug und wollen vielmehr wissen, wie man sich mit seinen eigenen Tatsachen *aussöhnen*, wie man den Feind im eigenen Herzen lieben und zum Wolf »Bruder« sagen kann.

Auch will der Moderne nicht wissen, wie er Christus nachahmen könnte, sondern wie er zunächst seinen individuellen Lebenstypus, so ärmlich und so uninteressant er auch sei, leben kann. Alles Nachahmen erscheint ihm deshalb lebenswidrig, lebensfeindlich, darum sträubt er sich gegen die Historie, die ihn an gebahnte Wege verhaften will. Diese Wege sind ihm alle Abwege. Er weiß es nicht, aber er benimmt sich so, wie wenn sein individuelles Leben ein besonderer Gotteswille wäre, der einzig erfüllt werden müsste – daher sein Egoismus, eines der tastbarsten Laster des neurotischen Zustandes. Wer ihm aber sagt, er sei zu egoistisch, hat es mit ihm verspielt. Ganz richtig, denn er hat ihn noch mehr in die Neurose gedrängt.

Es ist gerade der Egoismus der Kranken, der mich zwingt, um ihrer Heilung willen, den tiefen Sinn des Egoismus anzuerkennen. Darin steckt – ich müsste blind sein, es nicht zu sehen – ein wahrhafter Gotteswille. Gelingt es nämlich dem Kranken – und dazu muss ich ihm helfen –, seinen Egoismus durchzusetzen, so entfremdet er sich andere Menschen, er schlägt sie zurück, und so kommen sie zu sich selbst; was ihnen nur recht geschieht, denn sie wollten dem Kranken den »sacro egoismo« austreiben. Dieser aber muss ihm gelassen werden, denn es ist seine stärkste und gesündeste Kraft, wie ich sagte, ein wahrhaftiger Gotteswille, der ihn in eine oft gänzliche Vereinsamung treibt. So elend dieser Zustand ist, so nützlich ist er auch; denn darin allein kann der Kranke sich selbst erkennen, kann ermessen lernen, was für ein unschätzbares Gut die Liebe anderer Menschen ist, und überdies ist es nur in der Verlassenheit und tiefsten Einsamkeit mit sich selbst, wo hilfreiche Mächte erfahren werden.

Hat man einige Male solche Entwicklungen gesehen, so kann man nicht mehr leugnen, dass das, was böse war, zum Guten wurde und dass das, was gut schien, das Böse lebendig erhielt. Der Erzteufel des Egoismus selber ist die via regia zu jener Stille, welche religiöse Urerfahrung fordert. Es ist das große Lebensgesetz der Enantiodromie, der Verkehrung ins Gegenteil, welches die Vereinigung der feindlichen Hälften der Persönlichkeit ermöglicht und damit den Bürgerkrieg beendet.

Ich habe den neurotischen Egoismus als eines der gewöhnlichsten Symptome als Beispiel gewählt. Ich hätte ebenso gut irgendwelche anderen Charaktersymptome wählen können, um daran zu demonstrieren, wie die ärztliche Einstellung sich zu den Unzulänglichkeiten der Patienten verhält, mit anderen Worten, wie sie das Problem des Bösen handhabt.

Vielleicht klingt auch dies sehr einfach. In Wirklichkeit aber bedeutet das Annehmen der Schattenseite der menschlichen Natur etwas, was ans Unmögliche streift. Man bedenke, was es heißt, die Daseinsberechtigung des Unvernünftigen, des Sinnlosen und des Bösen anzuerkennen! Das will aber der moderne Mensch; er will mit dem leben, was er ist; er will das kennen, was er ist, und darum wirft er die Historie zur Seite. Er will unhistorisch sein, um experimentell zu leben und um festzustellen, was die Dinge an sich für einen Wert und Sinn haben, ungeachtet dessen, was die historische Voraussetzung darüber behauptet. Die moderne Jugend liefert hierfür erstaunliche Belege. Wie weit aber diese Tendenz geht, zeigt eine Anfrage, die von einer deutschen Gesellschaft an mich gerichtet wurde: ob der Inzest zu verwerfen sei und was für Tatsachen dagegen angeführt werden könnten!

Es ist nicht schwer, sich vorzustellen, in was für Konflikte die Menschen mit solchen Tendenzen geraten. Ich begreife, dass man alles aufwenden möchte, um seine Mitmenschen vor solchen Abenteuern zu schützen. Merkwürdigerweise aber scheinen uns hierzu die Mittel zu fehlen, denn alle bisher wirksamen Argumente gegen Unvernunft, Illusion, Unmoral haben ihre Zugkraft in hohem Maße eingebüßt. Man erntet jetzt die Früchte der Erziehung des 19. Jahrhunderts: Die Kirche predigte den jungen Menschen den blinden Glauben, die Universität aber einen nationalistischen Intellektualismus, mit dem Resultat, dass heute das Argument des Glaubens sowohl wie das der Vernunft seine Überzeugungskraft verloren haben. Der Moderne, des Streites der Meinungen müde, will daher erkunden, was eigentlich an den Dingen ist. Und diese Tendenz, die zwar gefährlichsten Möglichkeiten

Tür und Tor öffnet, ist ein mutiges Wagnis, dem man die Sympathie nicht ganz versagen kann. Dieses Wagnis ist kein mutwilliges Abenteuer, sondern ein aus tiefster seelischer Not geborener Versuch, auf Grund einer unpräjudizierten Urerfahrung die Einheit von Leben und Sinn wiederzuentdecken. Die Ängstlichkeit in allen Ehren – aber ein ernsthaftes Wagnis, welches den ganzen Menschen in die Schranken fordert, muss man unterstützen. Bekämpft man es, so versucht man eigentlich, das Beste eines Menschen, seinen Wagemut, sein höchstes Streben, zu unterdrücken, und wenn es gelingen sollte, so hätte man jene unendlich kostbare Erfahrung verhindert, welche einzig dem Leben einen Sinn hätte verleihen können. Was wäre geschehen, wenn sich Paulus durch irgendwelche Vernünftelei von seiner Reise nach Damaskus hätte abhalten lassen?

Mit diesem Problem hat sich der ernsthafte Psychotherapeut auseinanderzusetzen. Er muss sich in jedem einzelnen Fall entscheiden, ob er gewillt ist, einem Menschen mit Rat und Hilfe auf dem wagnisreichen Irrwege beizustehen oder nicht. Man darf nicht mehr wissen oder zu wissen vermeinen, was richtig und was unrichtig ist, um die Fülle des Lebens nicht auszuschließen, sondern man muss sein Augenmerk ausschließlich auf das richten, was wirklich ist. *Wirklich aber ist, was wirkt.* Ist das, was mir als Irrtum erscheint, wirksamer und stärker als die Wahrheit, so liegt es mir zunächst ob, dem Irrtum zu folgen, denn in ihm liegt Kraft und Leben, die ich verliere, wenn ich bei dem, was mir wahr scheint, bleibe. Das Licht bedarf der Dunkelheit, wie anders könnte es denn Licht sein?

Die Freud'sche Psychoanalyse beschränkt sich, wie Sie wissen, darauf, die Schattenwelt und das Böse bewusstzumachen. Sie eröffnet einfach den vorher latenten Bürgerkrieg. Und damit hat es dann sein Bewenden. Der Patient muss sehen, wie er selber damit fertigwird. Freud hat leider ganz übersehen, dass der Mensch noch zu keiner Zeit imstande war, allein mit den Mächten der Unterwelt, das heißt des Unbewussten, fertigzuwerden. Er bedurfte dazu stets der geistigen Hilfe, welche ihm seine jeweilige Religion gewährte. Die Eröffnung des Unbewussten bedeutet den Ausbruch eines großen seelischen Leidens, denn es ist gerade so, wie wenn eine blühende Zivilisation dem Einbruch von Barbarenhorden preisgegeben, oder wie wenn fruchtbares Ackerland durch Zerstörung der Schutzdämme dem Wüten eines Wildbaches ausgeliefert würde. Ein solcher Durchbruch war auch der Weltkrieg, der wie nichts anderes beweist, wie dünn die Scheidewand ist, die eine geordnete Welt vom ewig lauernden Chaos trennt. Aber so ist es in jedem Einzelnen: Hinter seiner vernünftig geordneten Welt wartet rachsüchtig eine durch Vernunft vergewaltigte Natur auf den Augenblick, wo die trennende Wand fällt, um sich verheerend ins bewusste Dasein zu ergießen. Seit uraltesten und primitivsten Zeiten ist sich der Mensch dieser Gefahr bewusst, der Gefahr der Seele, und er hatte darum religiöse und magische Bräuche, um sich vor der Bedrohung zu schützen oder um entstandenen seelischen Schaden zu heilen. Darum ist der Medizinmann auch immer zugleich der Priester, der Heiland des Körpers sowohl als auch der Seele, und die Religionen sind Heilsysteme für die Leiden der Seele. Das gilt in ganz besonderem Maße von den beiden größten Religionen der Menschheit, dem Christentum und dem Buddhismus. Dem leidenden Menschen hilft nie, was er selbst ersinnt, sondern nur übermenschliche, geoffenbarte Wahrheit, die ihn dem leidenden Zustand enthebt.

Heute sind wir von der Zerstörung bereits erreicht, die Seele hat Schaden gelitten, und darum zwingen die Kranken den Seelenarzt in eine priesterliche Rolle, indem sie von ihm erwarten und verlangen, von ihrem Leiden erlöst zu werden. Darum müssen wir Seelenärzte uns mit Problemen beschäftigen, die, streng genommen, eigentlich der theologischen Fakultät zufielen. Wir können aber diese Problematik nicht der Theologie überlassen, da wir Tag für Tag herausgefordert werden durch die ganz unmittelbar an uns herantretende seelische Not der Kranken. Da nun in der Regel alle hergebrachten Begriffe und Anschauungen versagen, müssen wir zunächst den Weg der Krankheit gehen, den Irrweg, der die Konflikte noch verschärft und die Vereinsamung zur Unerträglichkeit steigert, in der Hoffnung, dass aus der Tiefe der Seele, aus der alle Zerstörung kommt, auch das Rettende wachse.

Als ich ursprünglich diesen Weg beschritt, wusste ich nicht, wohin er führte. Ich wusste nicht, was die Tiefe der Seele barg. Sie haben vielleicht von meiner Theorie des kollektiven Unbewussten und seiner Archetypen gehört. Schon in grauen Vorzeiten und seitdem immer wieder haben sich Durchbrüche des Unbewussten ereignet; denn das Bewusstsein war nicht immer, wie es ja auch beim Kinde stets wieder aufs Neue in den ersten Lebensjahren entsteht. Am Anfang ist das Bewusstsein schwach und wird leicht vom Unbewussten überwältigt, und so geschah es auch in der seelischen Geschichte der Menschheit. Diese Kämpfe haben ihre Spuren hinterlassen. Naturwissenschaftlich ausgedrückt: Es haben sich instinktive Abwehrmechanismen herausgebildet, die, wenn die Not aufs höchste steigt, automatisch intervenieren; es sind dies hilfreiche Vorstellungen, die, unausrottbar, der menschlichen Seele eingeboren sind und von sich aus handelnd eingreifen, wenn die Not es erfordert. Die Naturwissenschaft kann nur das Vorhandensein dieser seelischen Faktoren konstatieren und versuchen, sie nationalistisch zu erklären, wobei aber die Lösung des Rätsels einfach in einen hypothetischen Anfangszustand zurückverschoben wird, ohne gelöst zu sein. Wir stoßen hier an letzte Fragen: Woher kommt das Bewusstsein? Was ist überhaupt Seele? Und hier ist die ganze Wissenschaft am Ende.

Es ist, wie wenn auf dem Höhepunkt der Krankheit das Zerstörende sich in das Heilende umkehrte. Dies geschieht dadurch, dass die sogenannten Archetypen zu selbständigem Leben erwachen und die Führung der seelischen Persönlichkeit übernehmen, anstelle des untauglichen Ichs und seines ohnmächtigen Wollens und Strebens. Der religiöse Mensch würde sagen: Gott hat die Führung übernommen. Ich muss bei den meisten meiner Patienten diese an sich durchaus passende Formulierung vermeiden, denn sie klingt zu sehr an das an, was sie ursprünglich verwerfen mussten. Ich muss mich bescheidener ausdrücken und sagen: *Die Eigentätigkeit der Seele erwacht.* Zugleich passt diese Formulierung besser auf die beobachtbaren Tatsachen. Die große Umkehrung erfolgt nämlich in dem Moment, wo in Träumen oder Fantasien Inhalte oder Motive auftreten, deren Ursprung im Bewusstsein nicht nachzuweisen ist. Die Tatsache, dass aus dem dunkeln Reich der Seele dem Kranken etwas Fremdes, das nicht Ich ist und deshalb jenseits aller ichhaften Willkür steht, gegenübertritt, wirkt wie eine große Erleuchtung. Man hat den Zugang zu den Quellen des seelischen Lebens wiedergefunden, und damit ist der Anfang der Heilung gemacht.

Um diesen Vorgang zu verdeutlichen, sollte ich ihn wohl an Beispielen erläutern. Es ist aber fast unmöglich, einen überzeugenden Einzelfall ausfindig zu machen, da es sich in der Regel um äußerst subtile und komplizierte Dinge handelt. Oft ist es einfach der tiefe Eindruck, den ein Patient erhält von der selbständigen Art, wie die Träume sein Problem behandeln. Oder ein andermal tritt in einer Fantasie eine Wendung auf, auf die das Bewusstsein nicht im Geringsten gefasst war. Meist aber sind es Inhalte oder Inhaltszusammenhänge archetypischer Natur, die, unabhängig davon, ob sie vom Bewusstsein verstanden werden oder nicht, von sich aus eine beträchtliche Wirkung ausüben. Oft steigert sich diese Eigentätigkeit der Seele bis zur Wahrnehmung einer inneren Stimme oder visionärer Bilder, zu einer wahrhaften Urerfahrung des Geistes.

Solche Erfahrung söhnt mit dem leidensvollen Irrweg aus; denn von hier an klärt sich alle Verwirrung, und mehr noch: Der Mensch kann sich nun auch mit seinem inneren Gegensatz versöhnen und damit die krankhafte Zerspaltung auf höherer Ebene wieder aufheben.

Bei der Wichtigkeit und dem Umfang des prinzipiellen Problems der modernen Psychotherapie musste ich es mir natürlich versagen, im Rahmen eines Vortrages auf irgendwelche Einzelheiten einzutreten, so wünschenswert, um des Verständnisses willen, solche auch gewesen wären. Ich hoffe immerhin, es sei mir gelungen, Ihnen die Einstellung des Seelenarztes klarzumachen. Davon werden Sie, wie ich hoffe, mehr Gewinn haben als von Methoden und Rezepten, die in seelischen Dingen ja doch nur dann richtig wirken, wenn sie in der ihnen entsprechenden richtigen Gesinnung verwendet werden. Die psychotherapeutische Einstellung aber ist unendlich viel wichtiger als psychologische Theorien und Methoden, und es lag mir darum besonders am Herzen, Sie mit der Problematik dieser Einstellung bekanntzumachen. Ich glaube, Ihnen in dieser Hinsicht ehrliche Auskunft erteilt und zugleich die Mittel in die Hand gegeben zu haben, selber zu entscheiden, inwiefern und auf was für eine Art der Pfarrer mit diesen Bemühungen und Bestrebungen einiggehen kann. Obschon ich keinen Anspruch auf Unfehlbarkeit erhebe, glaube ich doch, dass das Gemälde der modernen Geisteshaltung, das ich Ihnen wenigstens skizziert habe, der Wirklichkeit entspricht. Auf alle Fälle aber ist das, was ich Prinzipielles über das Problem der Neurosenheilung vorbrachte, die ungeschminkte Wahrheit. Wir Ärzte würden es natürlich begrüßen, wenn unsere Bemühungen um die Heilung des seelischen Leidens von der Seite der Theologie ein sympathisches Verständnis fänden. Wir geben uns aber andererseits auch völlige Rechenschaft über die vorhandenen, ganz ungewöhnlichen Schwierigkeiten prinzipieller Natur, die einer Zusammenarbeit im Wege stehen könnten. Obschon meine Stellung im Parlamente des protestantischen Geistes sich auf dem äußersten linken Flügel befindet, so bin ich doch der Erste, der vor kritikloser Verallgemeinerung seines eigenen Standpunktes warnt. Als Schweizer und darum als eingefleischter Demokrat bekenne ich trotzdem, dass die Natur aristokratisch, und mehr noch, dass sie esoterisch ist. »Quod licet Jovi, non licet bovi« ist eine unangenehme, aber ewige Wahrheit. Wem sind die vielen Sünden vergeben? Denen, die viel geliebt haben. Aber denen, die wenig lieben, sind wenig Sünden vergeben. Ich bin unerschütterlich davon überzeugt, dass eine ungemessen große Anzahl von Menschen in den Schoß der katholischen Kirche gehören, und sonst nirgends hin, weil sie dort am besten und nützlichsten untergebracht sind. Wie ich auch überzeugt bin – und zwar aus eigener Erfahrung –, dass eine primitive Religion dem Primitiven viel besser bekommt, als wenn er das ihm unverständliche, blutfremde Christentum in ekelerregender Weise nachahmt. Darum glaube ich auch, dass es Protestanten gegen die katholische Kirche geben muss, wie auch Protestanten gegen Protestanten; denn die Erscheinung des Geistes ist wunderlich und mannigfaltig wie die Schöpfung.

Und ein lebendiger Geist wächst und überwächst sogar seine eigenen alten Formen und sucht sich nach freier Wahl seine Menschen, die ihn verkünden und in denen er lebt. Neben diesem ewig erneuten Leben des Geistes, der auf vielfachen und unbegreiflichen Wegen durch die Geschichte der Menschheit sein Ziel sucht, wollen von Menschen festgehaltene Namen und Formen wenig sagen, sind sie doch nur die wechselnden Blätter und Blüten am selben Stamme des ewigen Baumes.

Grundsätzliches zur praktischen Psychotherapie

Die Psychotherapie ist ein Gebiet der Heilkunst, das sich erst in den letzten fünfzig Jahren entwickelt und eine gewisse Selbständigkeit erlangt hat. Die Anschauungen in diesem Gebiet haben sich in mannigfacher Weise gewandelt und differenziert, und es haben sich Erfahrungen gehäuft, welche zu den verschiedensten Deutungen Anlass geben. Der Grund hierfür liegt darin, dass die Psychotherapie nicht eine einfache und eindeutige Methode ist, als welche man sie zuerst verstehen wollte, sondern es hat sich allmählich herausgestellt, dass sie in gewissem Sinne ein *dialektisches Verfahren* ist, das heißt ein Zwiegespräch oder eine Auseinandersetzung zwischen zwei Personen. Dialektik war ursprünglich die Unterredungskunst der antiken Philosophien, wurde aber schon früh zur Bezeichnung des Verfahrens zur Erzeugung neuer Synthesen. Eine Person ist ein psychisches System, welches, im Falle der Einwirkung auf eine andere Person, mit einem anderen psychischen System in Wechselwirkung tritt. Diese vielleicht modernste Formulierung des psychotherapeutischen Verhältnisses von Arzt und Patient hat sich, wie ersichtlich, weit entfernt von der anfänglichen Meinung, dass die Psychotherapie eine Methode sei, die irgendjemand zur Erreichung eines gewollten Effektes in stereotyper Weise anwenden könne. Es sind nicht spekulative Bedürfnisse, welche diese ungeahnte und – ich darf wohl sagen – unwillkommene Erweiterung des Horizontes herbeiführten, sondern die harten Tatsachen der Wirklichkeit. Zunächst war es wohl die Tatsache, dass man die Möglichkeit verschiedener Deutungen des Erfahrungsmaterials einsehen musste. Es entwickelten sich verschiedene Schulen mit diametral entgegengesetzten Ansichten;

ich erinnere an die französische Methode der Liébeault-Bernheim'schen Suggestionstherapie, der »rééducation de la volonté«, Babinskis »persuasion«, Dubois' »rationelle psychische Orthopädie«, Freuds »Psychoanalyse« mit Betonung der Sexualität und des Unbewussten, Adlers »erzieherische Methode« mit Betonung der Machttendenz und der bewussten Fiktionen, Schultz' »Autogenes Training«, um nur die bekannteren Methoden zu nennen. Jede dieser Methoden beruht auf besonderen psychologischen Voraussetzungen und erzeugt besondere psychologische Resultate, welche nur schwer und manchmal überhaupt nicht vergleichbar sind. Es lag daher für die Vertreter der einzelnen Standpunkte stets nahe, die Meinung des anderen für irrtümlich zu halten, um die Sache einfacher zu machen. Eine objektive Würdigung der Tatsachen aber zeigt, dass jeder dieser Methoden und Theorien eine gewisse Berechtigung zuzusprechen ist, indem jede nicht nur gewisse Erfolge, sondern auch psychologische Tatbestände aufzuweisen hat, welche die jeweilige Voraussetzung weitgehend beweisen. Wir sind also in der Psychotherapie mit einer Situation konfrontiert, die vergleichbar ist derjenigen der modernen Physik, welche zum Beispiel zwei kontradiktorische Lichttheorien aufweist. Und wie die Physik diesen Widerspruch nicht unüberbrückbar findet, so sollte auch die Existenz vieler psychologischer Standpunktsmöglichkeiten kein Anlass zur Annahme sein, dass die Widersprüche unüberbrückbar und die Auffassungen restlos subjektiv und daher inkommensurabel seien. Widersprüche in einem Wissenschaftsgebiet beweisen nur, dass der Gegenstand der Wissenschaft Eigenschaften aufweist, welche zurzeit nur durch Antinomien erfasst werden können, zum Beispiel wie die Wellen- und Korpuskularnatur des Lichtes. Nur ist die Psyche von unendlich komplizierterer Natur als das Licht, daher bedarf es wohl zahlreicher Antinomien, um das Wesen des Psychischen genügend zu umschreiben. Eine der grundlegenden Antinomien ist der Satz: *Die Psyche hängt vom Körper ab, und der Körper hängt von der Psyche ab.* Für beide Teile dieser Antinomie gibt es einleuchtende Beweise, so dass ein objektives Urteil das Überwiegen der Thesis über die Antithesis unmöglich billigen kann. Das Vorhandensein gültiger Widersprüche beweist, dass der Gegenstand der Untersuchung dem forschenden Verstand ungewöhnliche Schwierigkeiten entgegensetzt, und dass daher, vorderhand wenigstens, nur relativ gültige Aussagen gemacht werden können. Die Aussage ist nämlich nur insofern gültig, als angegeben wird, auf was für ein psychisches System der Gegenstand der Untersuchung bezogen wird. Damit gelangen wir zur dialektischen Formulierung, welche nämlich nichts anderes besagen will, als dass psychische Einwirkung die Wechselwirkung zweier psychischer Systeme ist. Da die Individualität des Systems unendlich variabel ist, so ergibt sich daraus eine unendliche Variabilität relativ gültiger Aussagen. Wäre nun die Individualität eine totale Besonderung, das heißt, wäre ein Individuum totaliter verschieden von jedem anderen Individuum, so wäre Psychologie als Wissenschaft unmöglich, sie bestünde somit aus einem unauflösbaren Chaos subjektiver Meinungen. Da aber die Individualität nur relativ ist, also nur komplementär zur Konformität oder Gleichartigkeit der Menschen, so sind allgemeingültige Aussagen, das heißt wissenschaftliche Feststellungen möglich. Diese Aussagen aber können sich dementsprechend nur auf jene Teile des psychischen Systems beziehen, welche konform, somit vergleichbar und daher statistisch erfassbar sind, nicht aber auf das Individuelle, das heißt Einmalige eines Systems. Der zweite fundamentale Gegensatz der Psychologie lautet: *Das Individuelle bedeutet nichts gegenüber dem Allgemeinen, und das Allgemeine bedeutet nichts gegenüber dem Individuellen.* Es gibt bekanntlich keinen allgemeinen Elefanten, sondern nur individuelle. Aber wenn es keine Allgemeinheit und stetige Vielzahl von Elefanten gäbe, so wäre ein einmaliger, individueller Elefant über alle Maßen unwahrscheinlich.

Diese logischen Überlegungen scheinen unserem Thema wohl recht fernzuliegen. Insofern sie aber grundsätzliche Auseinandersetzungen mit der bisherigen psychologischen Erfahrung sind, so ergeben sich daraus praktische Schlüsse von erheblicher Bedeutung. Wenn ich mich als Psychotherapeut dem Patienten gegenüber als ärztliche Autorität fühle und demgemäß den Anspruch erhebe, etwas über seine Individualität zu wissen und gültige Aussagen über diese machen zu können, so bezeuge ich damit meine Kritiklosigkeit, denn ich bin ja keineswegs in der Lage, das Ganze der mir gegenüberstehenden Persönlichkeit zu beurteilen. Ich kann über sie nur gültig aussagen, insofern sie allgemeiner oder wenigstens relativ allgemeiner Mensch ist. Da aber alles Lebendige immer nur in individueller Form vorkommt und ich über das Individuelle des anderen immer nur das aussagen kann, was ich in meinem eigenen Individuellen vorfinde, so stehe ich in der Gefahr, entweder den anderen zu vergewaltigen oder selber dessen Suggestion zu unterliegen. Ich muss daher wohl oder übel, insofern ich überhaupt einen individuellen Menschen psychisch behandeln will, auf alles Besserwissen, auf alle Autorität und alles Einwirkenwollen verzichten. Ich muss notwendigerweise ein dialektisches Verfahren einschlagen, welches nämlich in einer Vergleichung der wechselseitigen Befunde besteht. Dies wird aber erst möglich dadurch, dass ich dem anderen Gelegenheit gebe, sein Material möglichst vollständig darzustellen, ohne ihn durch meine Voraussetzungen zu beengen. Durch diese Darstellung wird sein System auf das meinige bezogen, wodurch eine Wirkung in meinem eigenen System erzeugt wird. Diese Wirkung ist das Einzige, was ich in individueller Hinsicht und legitimerweise meinem Patienten gegenüberstellen kann.

Diese grundsätzlichen Überlegungen bewirken also eine ganz bestimmte Haltung des Therapeuten, welche mir in allen Fällen *individueller Behandlung* unerlässlich, weil einzig wissenschaftlich verantwortbar erscheint. Jedes Abweichen von dieser Haltung bedeutet *Suggestivtherapie*, deren Grundsatz lautet: Das Individuelle bedeutet nichts gegenüber dem Allgemeinen. Zur Suggestivtherapie gehören also alle jene Methoden, die ein Wissen über oder ein Deuten von anderen Individualitäten behaupten und anwenden.

Ebenso gehören alle im eigentlichen Sinn technischen Methoden zur Suggestivtherapie, indem solche stets die Gleichartigkeit der individuellen Objekte voraussetzen. Insofern nun die These von der Bedeutungslosigkeit des Individuums eine Wahrheit ist, sind Suggestivmethoden, technische Verfahren und theoretische Voraussetzungen in irgendwelcher Form durchaus möglich und gewährleisten Erfolge am allgemeinen Menschen, so Christian Science, Mental Healing, Thought Cure, Heilpädagogik, religiöse und ärztliche Beeinflussungsmethoden und dazu noch zahllose Ismen. Sogar politische Bewegungen erheben mit gewissem Recht Anspruch darauf, Psychotherapie größten Maßstabes zu sein. Wie der Ausbruch des Krieges Zwangsneurosen geheilt hat und wundertätige Orte seit alters neurotische Zustandsbilder zum Verschwinden bringen, so wirken auch größere und kleinere Volksbewegungen heilend auf das Individuum.

Am schönsten und einfachsten drückt sich diese Tatsache in der Anschauung der Primitiven, in der sogenannten *Manalehre* aus. Mana ist eine allgemein verbreitete Medizin- oder Heilkraft, welche Mensch, Tier und Pflanze fruchtbar und Häuptling und Medizinmann magisch stark macht. Der Manabegriff ist identisch mit dem Außerordentlich-Wirkungsvollen, wie Lehmann nachweist, mit dem Eindrucksvollen schlechthin. Alles Eindrucksvolle daher ist »Medizin« auf primitiver Stufe. Da nun hundert gescheite Leute bekanntlich zusammen *einen* großen Wasserkopf ausmachen, so sind Tugenden und Begabungen wesentlich individuelle Auszeichnungen und eignen dem allgemeinen Menschen nicht. Menschenanhäufungen neigen daher immer zur Herdenpsychologie, darum zum blinden »stampede«, und zur Mobpsychologie, darum zur dumpfen Brutalität und zur hysterischen Rührseligkeit. Der allgemeine Mensch hat primitive Eigenschaften, daher muss er auch mit technischen Methoden behandelt werden. Es ist sogar ein Kunstfehler, den kollektiven Menschen anders als »technisch richtig«, das heißt mit kollektiv als wirksam erkannten und geglaubten Methoden zu behandeln.

In diesem Sinne hat der alte Hypnotismus oder der noch ältere animalische Magnetismus prinzipiell genauso viel geleistet wie etwa eine technisch einwandfreie Analyse unserer Tage oder wie die Amulettbehandlung durch einen primitiven Medizinmann. Es kommt nur darauf an, an welche Methode der Therapeut jeweils glaubt. Sein Glaube an die Methode ist ausschlaggebend. Glaubt er wirklich, so wird er mit Ernst und Ausdauer sein Möglichstes für den Kranken tun, und diese freiwillige Anstrengung und Hingebung hat heilende Wirkung – so weit das psychische Hoheitsgebiet des kollektiven Menschen reicht. Die Grenzen aber sind festgesetzt von der Antinomie *individuell-allgemein.*

Diese Antinomie ist nicht nur ein philosophisches, sondern auch ein psychologisches Kriterium, indem es zahllose Menschen gibt, die nicht nur in der Hauptsache kollektiv sind, sondern auch noch den ganz besonderen Ehrgeiz haben, nichts anderes als kollektiv zu sein. Dies entspricht auch allen landläufigen Erziehungstendenzen, welche gerne Individualität und Gesetzlosigkeit als synonym darstellen. Auf dieser Stufe unterliegt das Individuelle der Minderbewertung und Verdrängung. Neurosen auf dieser Stufe zeigen deshalb auch als psychologische Noxe individuelle Inhalte und Tendenzen. Wie bekannt, gibt es auch eine Überschätzung des Individuellen auf Grund der Antithese: Das Allgemeine bedeutet nichts gegenüber dem Individuellen. So kann man die Psychoneurosen vom psychologischen (also nicht vom klinischen) Standpunkt aus in zwei große Gruppen teilen; die eine enthält Kollektivmenschen mit unterentwickelter Individualität, die andere Individualisten mit atrophischer Kollektivanpassung. Danach scheidet sich auch die therapeutische Einstellung, denn es ist ohne weiteres klar, dass ein neurotischer Individualist gar nicht anders gesunden kann, als dass er den Kollektivmenschen in sich und damit die Notwendigkeit der kollektiven Anpassung anerkennt. Es ist darum gerechtfertigt, ihn auf die Stufe der kollektiv gültigen Wahrheit zu reduzieren. Auf der anderen Seite kennt die psychotherapeutische Erfahrung auch jenen kollektiv angepassten Menschen, der alles hat und alles tut, was man vernünftigerweise als Garantie der Gesundheit fordern könnte, und der doch krank ist. Es wäre ein arger Kunstfehler, der aber nichtsdestoweniger sehr häufig begangen wird, solche Menschen zu normalisieren, das heißt auf ein allgemeines Niveau reduzieren zu wollen. Man zerstört gegebenenfalls alles entwicklungsfähige Individuelle in ihnen.

Da nun das Individuelle entsprechend unserer einleitenden Auseinandersetzung das schlechthin Einmalige, Unvorhersehbare und Undeutbare ist, so muss der Therapeut in diesem Fall auf alle seine Voraussetzungen und Techniken verzichten und sich auf ein rein dialektisches Verfahren beschränken, das heißt auf jene Haltung, die alle Methoden vermeidet.

Wie man bemerkt haben wird, habe ich eingangs das dialektische Verfahren gewissermaßen als neueste Entwicklungsphase der Psychotherapie dargestellt. Ich muss mich nun hier korrigieren und dieses Verfahren an seine richtige Stelle rücken: Es ist nicht etwa eine bloße Fortentwicklung früherer Theorien und Praktiken, sondern vielmehr ein völliger Verzicht auf diese zugunsten einer möglichst unpräjudizierten Haltung. Mit anderen Worten: Der Therapeut ist nicht mehr das handelnde Subjekt, sondern ein Miterlebender eines individuellen Entwicklungsprozesses.

Ich möchte nicht den Anschein erwecken, als ob diese Erkenntnisse uns unmittelbar aus dem Himmel zugefallen wären. Sie haben ihre Geschichte. Obschon ich der Erste war, der die Forderung erhob, dass ein Analytiker selber analysiert sein müsse, so verdanken wir doch in der Hauptsache Freud die unschätzbare Erkenntnis, dass auch Analytiker Komplexe haben und damit einen bis mehrere blinde Flecke, welche als ebenso viele Präjudizien wirken. Diese Erkenntnis hat sich der Psychotherapeut an jenen Fällen geholt, wo er nicht mehr aus den Wolken oder vom Katheder herunter, abgesehen von seiner eigenen Persönlichkeit, den Patienten deuten oder führen konnte, sondern bemerken musste, dass seine Eigenart oder seine besondere Einstellung den

Patienten an der Gesundung verhinderte. Worüber man selber keine klare Einsicht besitzt, weil man es sich selber nicht zugeben möchte, das versucht man auch beim Patienten am Bewusstwerden zu verhindern, natürlich zu dessen größtem Nachteil. Die Forderung, dass der Analytiker selber analysiert sein müsse, gipfelt in der Idee des dialektischen Verfahrens, wo der Therapeut nämlich sowohl als Fragender wie als Antwortender in Beziehung zu einem anderen psychischen System tritt, nicht mehr als Übergeordneter, Wissender, Richter und Ratgeber, sondern als ein Miterlebender, der ebenso sehr im dialektischen Prozess sich befindet wie der nunmehr sogenannte Patient.

Eine andere Quelle der Idee des dialektischen Verfahrens ist die Tatsache der *mehrfachen Deutbarkeit symbolischer Inhalte.* Silberer[3] hat zwischen der psychoanalytischen und der anagogischen, und ich zwischen der analytisch-reduktiven und der synthetisch-hermeneutischen Deutung unterschieden. Was damit gemeint ist, will ich am Beispiel der sogenannten infantilen Fixierung an die Elternimago, welche eine der reichlichsten Quellen symbolischer Inhalte ist, erörtern. Die analytisch-reduktive Auffassung besagt, dass das Interesse (die Libido) regressiv auf infantiles Reminiszenzmaterial zurückströmt und sich dort fixiert oder sich überhaupt niemals davon befreit hat. Die synthetische oder anagogische Auffassung dagegen besagt, dass es sich um entwicklungsfähige Persönlichkeitsteile handle, welche sich in infantilem Zustand, gleichsam noch im Mutterschoß befinden. Beide Deutungen können als richtig nachgewiesen werden. Man könnte fast sagen, sie kämen wesentlich auf dasselbe heraus. In der Praxis aber macht es einen enormen Unterschied, ob wir etwas als regressiv oder als progressiv deuten. Es ist keineswegs eine einfache Sache, in einem gegebenen Fall das Richtige zu treffen. Man fühlt sich sogar meist etwas unsicher dieser Frage gegenüber. Die Feststellung, dass es

3 [In GW 16 als Anm. 2.] Herbert Silberer, *Probleme der Mystik und ihre Symbolik*, S. 138.

wesentliche Inhalte gibt, die zweifellos nicht eindeutig sind, hat darum die unbekümmerte Anwendung von Theorien und Methoden als bedenklich erscheinen lassen und daher mit dazu beigetragen, das dialektische Verfahren den feineren und gröberen Suggestivmethoden an die Seite zu stellen.

Die von Freud ausgehende Differenzierung und Vertiefung der psychotherapeutischen Problematik muss logischerweise früher oder später zum Schluss kommen, dass die letzte Auseinandersetzung zwischen Arzt und Patient die Persönlichkeit des Arztes miteinbeziehen muss. Das hat der alte Hypnotismus und die Bernheim'sche Suggestionstherapie schon gewusst, dass die heilende Wirkung einerseits vom sogenannten *Rapport* – in der Sprache Freuds *Übertragung* genannt – und andererseits von der Überzeugungs- und Durchschlagskraft der ärztlichen Persönlichkeit abhängt. In der Beziehung Arzt–Patient sind im Grunde genommen zwei psychische Systeme wechselseitig aufeinander bezogen, und daher wird jede tiefere Einsicht in das psychotherapeutische Geschehen unfehlbar zum Schluss kommen, dass in letzter Linie, das heißt insofern Individualität eine nicht zu übersehende Tatsache ist, die Beziehung Arzt–Patient ein dialektischer Prozess sein muss.

Es ist nun ohne weiteres ersichtlich, dass diese Erkenntnis eine ganz wesentliche Standpunktsverschiebung gegenüber den älteren Psychotherapieformen bedingt. Um Missverständnissen vorzubeugen will ich gleich beifügen, dass diese Standpunktsveränderung in keinerlei Weise bereits bestehende Methoden als unrichtig, überflüssig oder als überholt erklärt, denn je tiefer die Einsicht in das Wesen des Psychischen eindringt, desto mehr wächst die Überzeugung, dass bei der Vielschichtigkeit und Mannigfaltigkeit des menschlichen Wesens es auch der verschiedensten Standpunkte und Methoden bedarf, um der Verschiedenheit psychischer Dispositionen zu genügen. So hat es gar keinen Sinn, einen einfachen Patienten, dem nichts fehlt als eine Dosis gesunden Menschenverstandes, einer komplizierten Analyse seines Triebsystems zu unterziehen oder gar der verwirrenden Subtilität psychologischer Dialektik auszusetzen. Es ist aber ebenso einleuchtend, dass man bei komplizierteren, geistig hochstehenden Naturen mit wohlwollenden Ratschlägen, Suggestionen und Bekehrungsversuchen zu diesem oder jenem System nirgends hinkommt. In diesen Fällen tut der Arzt am besten daran, sein ganzes Rüstzeug an Methoden und Theorien abzulegen und einzig darauf zu vertrauen, dass seine Persönlichkeit genügend fest stehe, um dem Patienten als Richtpunkt zu dienen. Und dabei muss er erst noch die Möglichkeit ernstlich in Betracht ziehen, dass die Persönlichkeit des Patienten diejenige des Arztes unter Umständen an Intelligenz, Gemüt, Weite und Tiefe überragt. Unter allen Umständen aber ist oberste Regel eines dialektischen Verfahrens, dass die Individualität des Kranken dieselbe Würde und Daseinsberechtigung wie die des Arztes hat, und dass darum alle individuellen Entwicklungen im Patienten als gültig zu betrachten sind, insofern sie sich nicht selbst korrigieren. Insoweit ein Mensch bloß kollektiv ist, so kann er durch Suggestion auch geändert werden, und zwar dermaßen, dass er anscheinend zu etwas anderem wird, als er zuvor war. Insofern er aber individuell ist, kann er nur zu dem werden, was er ist und stets war. Insofern nun »Heilung« bedeutet, dass ein Kranker in einen Gesunden verwandelt wird, so bedeutet Heilung Veränderung. Wo dies möglich ist, das heißt, wo damit kein zu großes Opfer an Persönlichkeit verlangt wird, soll man auch den Kranken therapeutisch verändern. Wo aber ein Patient einsieht, dass Heilung durch Veränderung ein zu großes Opfer an Persönlichkeit bedeuten würde, kann und soll der Arzt auf Veränderung respektive Heilenwollen verzichten. Entweder muss er die Behandlung ablehnen oder sich zum dialektischen Verfahren bequemen. Dieser letztere Fall tritt häufiger ein, als man meinen sollte. In meiner eigenen Praxis habe ich stets eine größere Anzahl von hochgebildeten, intelligenten Menschen von ausgesprochener Individualität, welche jedem ernstlichen Veränderungsversuch aus ethischen Gründen den stärksten Widerstand entgegensetzen würden. In allen diesen Fällen muss der Arzt den individuellen Heilungsweg offenlassen, und dann wird die Heilung keine Veränderung der Persönlichkeit herbeiführen, sondern es wird ein Prozess sein, den man als *Individuation* bezeichnet, das heißt der Patient wird zu dem, was er eigentlich ist. Er wird sogar schlimmstenfalls seine Neurose mit in Kauf nehmen, weil er den Sinn seiner Krankheit verstanden hat. Mehr als ein Kranker hat mir gestanden, dass er gelernt habe, seinen neurotischen Symptomen dankbar zu sein, denn sie hätten ihm stets wie ein Barometer gezeigt, wann und wo er von seinem individuellen Weg abgewichen sei, oder wann und wo er wichtige Dinge unbewusst gelassen habe.

Obschon die neuen, differenzierteren Methoden einen ungeahnten Blick in die unendlichen Komplikationen psychischer Zusammenhänge eröffnen und diese theoretisch weitgehend gewürdigt haben, so beschränken sie sich doch auf den analytisch-reduktiven Standpunkt, wobei die Entwicklungsmöglichkeit individueller Natur durch Reduktion auf ein allgemeines Prinzip, zum Beispiel Sexualität, verdeckt wird. Dies ist der nächstliegende Grund dafür, dass die Phänomenologie der Individuation vorderhand noch wenig begangenes Neuland ist. Dieser Umstand möge erklären, warum ich im Folgenden etwas in die Einzelheiten der psychologischen Forschung eintreten muss, denn ich kann den Begriff des Individuationsweges nicht anders vermitteln, als dass ich versuche, am empirischen Material selber die Erscheinungen des Unbewussten aufzuzeigen. Denn dieses ist es ja, was sich beim individuellen Entwicklungsprozess in den Vordergrund des Interesses schiebt. Der tiefere Grund hierfür dürfte darin gefunden werden, dass die neurotische Bewusstseinshaltung unnatürlich einseitig ist und deshalb durch komplementäre oder kompensatorische Inhalte des Unbewussten ausgeglichen wird. Darum hat das Unbewusste in diesem Fall eine besondere Bedeutung als Korrektur der Einseitigkeit des Bewusstseins, und somit ergibt sich die Notwendigkeit einer Beobachtung der von den

Träumen hervorgebrachten Gesichtspunkte und Anregungen, weil diese an jene Stelle treten müssen, an der vordem kollektive Regulative standen, nämlich althergebrachte Anschauungen, Gewohnheiten, Vorurteile intellektueller und moralischer Natur. Der individuelle Weg ist angewiesen auf die Kenntnis der dem Individuum eigenen Gesetze, sonst geht er in den arbiträren Meinungen des Bewusstseins in die Irre und löst sich ab vom Mutterboden des individuellen Instinktes.

Soweit unsere derzeitige Kenntnis reicht, scheint es, als ob der Lebensdrang, der sich im Aufbau und in der individuellen Gestaltung eines Lebewesens ausdrückt, im Unbewussten einen Prozess erzeugt oder ein solcher ist, der bei seinem partiellen Bewusstwerden sich als fugenartige *Bilderfolge* darstellt. Menschen mit natürlicher introspektiver Fähigkeit sind imstande, ohne allzu große Schwierigkeit wenigstens Bruchstücke dieser autonomen oder selbsttätigen Bilderfolge wahrzunehmen, meist in Form visueller Fantasieeindrücke, wobei sie allerdings oft der irrtümlichen Meinung verfallen, sie hätten diese Fantasien *gemacht*, während sie in Wirklichkeit ihnen *eingefallen* sind. Die Unwillkürlichkeit kann aber dann nicht mehr geleugnet werden, wenn das Fantasiefragment, wie das nicht selten der Fall ist, obsedierenden Charakter annimmt, wie zum Beispiel Melodien, die einem nicht aus dem Kopf gehen, oder phobische Vorstellungen oder sogenannte symbolische Tics. Näher bei den unbewussten Bilderfolgen liegen die *Träume*, die, wenn in ausgedehnten Serien untersucht, die Kontinuität des unbewussten Bilderstromes oft überraschend deutlich erkennen lassen. Die Kontinuität zeigt sich in der Wiederholung sogenannter *Motive*. Diese können Personen, Tiere, Gegenstände oder Situationen betreffen. Die Kontinuität der Bilderfolge drückt sich also darin aus, dass ein solches Motiv in einer längeren Traumserie immer wieder auftritt.

In einer über zwei Monate sich erstreckenden Traumserie eines meiner Patienten trat das Wassermotiv in sechsundzwanzig Träumen auf. Zuerst erschien es als eine aufs Land hereinbrechende

Brandungswoge; im 2. Traum als Ausblick auf ein spiegelglattes Meer. Im 3. Traum befindet sich der Träumer am Ufer und sieht, wie der Regen aufs Meer fällt. Im 4. Traum ist eine Meerreise indirekt angedeutet, denn die Reise geht in ein fernes, fremdes Land. Im 5. ist es eine Reise nach Amerika. Im 6. wird Wasser in ein Becken gegossen. Im 7. Traum fällt der Blick auf eine grenzenlose Meeresfläche bei Morgenröte. Im 8. befindet sich der Träumer auf einem Schiff. Im 9. unternimmt er eine Reise in ein fernes, wildes Land. Im 10. befindet er sich wieder auf einem Schiff. Im 11. fährt er einen Fluss hinunter. Im 12. geht er einen Bach entlang. Im 13. befindet er sich auf einem Dampfer. Im 14. hört er eine Stimme, welche ruft:

»Dort geht der Weg ans Meer, wir müssen ans Meer.« Im 15. befindet er sich auf einem Schiff, das nach Amerika fährt. Im 16. ist er wieder auf einem Schiff. Im 17. fährt er im Auto zum Schiff. Im 18. macht er astronomische Ortsbestimmungen auf einem Schiff. Im 19. fährt er den Rhein entlang. Im 20. ist er auf einer Insel im Meer. Im 21. ist er wieder auf einer Insel. Im 22. fährt er mit seiner Mutter einen Fluss hinunter. Im 23. steht er am Meeresufer. Im 24. sucht er einen im Meer versunkenen Schatz. Im 25. erzählt ihm sein Vater vom Lande, wo das Wasser herkommt. Im 26. Traum endlich fährt er einen kleinen Fluss hinunter, der in einen größeren einmündet.[4]

Dieses Beispiel illustriert die Kontinuität des unbewussten Themas, und zugleich zeigt es die Methode, wie solche Motive statistisch festgestellt werden. Durch vielfache Vergleichungen gelangt man nämlich zur Feststellung dessen, worauf das Wassermotiv eigentlich hinweist. Aus solchen und ähnlichen Reihen ergeben sich die Motivdeutungen. So bedeutet das *Meer* regelmäßig einen Sammel- und Ursprungsort alles seelischen Lebens, also das sogenannte *kollektive Unbewusste*. Das bewegte Wasser hat etwa

---

4 [In GW 16 als Anm. 3.] Vgl. *Psychologie und Alchemie* (GW 12), sowie *Psychologie und Religion* (GW 11).

die Bedeutung von Lebensstrom und Energiegefälle. Die allen Motiven zugrunde liegenden Ideen sind anschauliche Vorstellungen von *archetypischem Charakter*, das heißt symbolische Urbilder, über denen sich der menschliche Geist aufgebaut und differenziert hat. Diese Urbilder sind schwer zu definieren, um nicht zu sagen vage. Jede zu enge intellektuelle Fassung beraubt sie ihres umgänglichen Wesens. Es sind keine wissenschaftlichen Begriffe, von denen Eindeutigkeit gefordert werden muss, sondern höchst allgemeine Uranschauungen des primitiven Geistes, die nie spezielle Inhalte bezeichnen, sondern um ihres Beziehungsreichtums willen bedeutsam sind. Lévy-Bruhl bezeichnet sie als »représentations collectives« und Hubert und Mauss als »Kategorien a priori« der Fantasie.

In längeren Traumserien lösen sich Motive öfters ab. So trat vom letzten Traum an das Wassermotiv allmählich zurück zugunsten eines neuen Motivs, nämlich das der *unbekannten Frau*. Wenn man im Allgemeinen von Frauen träumt, so handelt es sich meistens um solche, die dem Träumer bekannt sind. Dazwischen aber gibt es Träume, in denen eine weibliche Figur vorkommt, die in keinerlei Weise als eine Bekannte nachgewiesen werden kann, sondern sie ist im Traum als unzweifelhaft unbekannte Figur gekennzeichnet. Dieses Motiv hat eine interessante Phänomenologie, die ich anhand einer Traumserie, welche sich über drei Monate erstreckt, charakterisieren möchte. In dieser Serie trat das Motiv nicht weniger als einundfünfzigmal auf. Zuerst erschien es als eine Mehrheit unbestimmter Frauengestalten, dann war es die unbestimmte Gestalt einer Frau, die auf einer Treppe saß. Dann erschien sie verschleiert, und als sie den Schleier wegnahm, leuchtete ihr Gesicht wie die Sonne. Dann erschien sie als nackte Gestalt, auf einem Globus stehend, vom Rücken gesehen. Darauf löste sie sich wieder auf in eine Mehrzahl von tanzenden Nymphen, dann in eine Anzahl von geschlechtskranken Prostituierten. Etwas später erscheint die Unbekannte an einem Ball, und der Träumer gibt ihr Geld. Dann erscheint sie als syphilitisch. Von diesem Moment an verbindet sich die Unbekannte mit dem so*genannten Verdoppelungsmotiv*, das ebenfalls in Träumen häufig vorkommt. Eine Wilde, vielleicht eine Malaiin, verdoppelt sich. Sie sollte gefangengenommen werden, sie ist aber auch die blonde, nackte Frau, die auf dem Globus stand, oder ein junges Mädchen mit roter Kappe, ein Kindermädchen oder eine alte Frau. Sie ist sehr gefährlich, Mitglied einer Räuberbande und nicht ganz menschlich, sondern wie eine abstrakte Idee. Sie ist eine Führerin, die den Träumer auf einen hohen Berg geleitet. Sie ist aber auch wie ein Vogel, etwa wie ein Marabu oder Pelikan. Sie will sich einen Mann fangen. Sie ist meist blond und Tochter eines Coiffeurs, hat aber eine indische, offenbar dunkle Schwester. Als blonde Bergführerin erklärt sie dem Träumer, dass ein Teil der Seele seiner Schwester ihr gehöre. Sie schreibt ihm einen Brief, ist aber die Frau eines anderen. Sie spricht nicht und wird nicht angesprochen. Bald hat sie schwarzes, bald weißes Haar. Sie hat eigentümliche, dem Träumer unbekannte Fantasien. Vielleicht ist sie die unbekannte Frau seines Vaters, aber nicht etwa seine Mutter. Sie fliegt mit ihm im Flugzeug, das abstürzt. Sie ist eine Stimme, die sich in eine Frau verwandelt. Sie erklärt ihm, sie sei eine Scherbe, also ein Fragment, womit sie wohl meint, dass sie eine Teilseele sei. Sie hat einen Bruder, der in Moskau gefangen sitzt. Als dunkle Figur ist sie ein Dienstmädchen, dumm, und man muss auf sie aufpassen. Die Unbekannte erscheint öfters doppelt als zwei Frauen, die mit ihm auf eine Bergtour gehen. Die blonde Bergführerin erscheint ihm einmal als Vision. Sie bringt ihm Brot, beschäftigt sich mit religiösen Ideen, kennt den Weg, den er gehen sollte, er trifft sie in einer Kirche, sie ist ihm geistige Führerin. Sie kommt wie aus einem dunkeln Kasten heraus und kann sich aus einem Hund in eine Frau verwandeln. Einmal ist sie sogar ein Affe. Der Träumer zeichnet im Traum ihr Porträt; was auf dem Papier erscheint, ist aber ein abstraktes, symbolisches Ideogramm, welches hauptsächlich *die Dreiheit*, ein häufig vorkommendes Motiv, enthält.

Das Motiv der unbekannten Frau kennzeichnet also eine Figur von äußerst widerspruchsvollem Charakter, welche man in der Tat nicht auf ein normales weibliches Wesen beziehen könnte. Vielmehr ist ein Fabelwesen geschildert, eine Art von Fee, die ja auch einen schillernden Charakter hat. Es gibt bekanntlich böse und gute Feen, sie können sich ebenfalls in Tiere verwandeln, können unsichtbar sein, sind von unbestimmtem Alter, bald jung, bald alt, sind nicht von menschlicher, sondern elfischer Natur mit Teilseelencharakter, verführerisch, gefährlich und haben ein überlegenes Wissen. Wir werden darum wohl kaum fehlgehen mit der Annahme, dass dieses Motiv identisch sei mit den Parallelvorstellungen der Mythologie, wo wir dieses elfische Wesen in mancherlei Gestalten antreffen, als Nymphen, Oreaden, Sylphiden, Undinen, Nixen, Waldfrauen, Sukkuben, Lamien, Vampire, Hexen und wie sie alle heißen. Ist doch die ganze mythische Fabelwelt eine Ausgeburt der unbewussten Fantasie, genau wie der Traum! Es kommt öfters vor, dass dieses Motiv das des Wassers ablöst. Wie das Wasser das Unbewusste im Allgemeinen bedeutet, so ist die Figur der unbekannten Frau eine Personifikation des Unbewussten, welche ich als *Anima* bezeichnet habe. Diese Figur findet sich im Prinzip nur bei Männern und tritt erst dann in deutliche Erscheinung, wenn die Eigenschaften des Unbewussten dem Patienten anfangen problematisch zu werden. Beim Mann hat das Unbewusste weibliches und bei der Frau männliches Vorzeichen, daher ist die Personifikation des Unbewussten beim Mann ein weibliches Wesen von der vorhin beschriebenen Art.

Der Rahmen eines Vortrages erlaubt mir nun nicht, alle jene Motive zu schildern, welche beim Prozess der Individuation auftreten, das heißt dann, wenn die Materialien des Patienten nicht mehr auf allgemeine, nur für den Kollektivmenschen geltende Voraussetzungen reduziert werden. Es gibt zahlreiche Motive, die wir auch allesamt in der Mythologie antreffen. Man kann darum nichts anderes sagen, als dass die individuelle psychische Entwicklung zunächst etwas produziert, das wie die alte Fabelwelt aussieht. Es ist darum ohne weiteres verständlich, dass es den Anschein hat, als ob der individuelle Weg rückwärtsginge in eine menschliche Vorzeit, als ob er eine Regression in die geistige Entwicklungsgeschichte wäre, und als ob daher etwas sehr Ungehöriges passiere, das der therapeutische Eingriff verhindern müsse. Man sieht ja ähnliche Dinge auch bei psychotischen Erkrankungen, besonders bei den paranoiden Formen der Schizophrenie, wo es gelegentlich von mythologischen Gebilden wimmelt. Die Befürchtung, dass es sich um eine Fehlentwicklung handle, welche in eine chaotische oder morbide Fantasiewelt führe, liegt unmittelbar nahe. Eine solche Entwicklung kann bei einem Menschen, der als soziale Persönlichkeit nicht auf festen Füßen steht, gefährlich werden, wie ja auch schließlich jeder psychotherapeutische Eingriff gelegentlich auf eine latente Psychose treffen und diese in ein florides Stadium überführen kann. Ein unkritisches und dilettantisches Spiel mit psychotherapeutischen Methoden ist darum ein Spiel mit dem Feuer, von dem man dringend abraten muss. Besonders gefährlich wird die Sache, wenn die mythologische Schicht der Psyche freigelegt wird, denn diese Inhalte üben in der Regel eine erstaunliche Faszination auf den Patienten aus, eine Wirkung, welche den gewaltigen Einfluss mythischer Vorstellungen auf die Menschheit begreiflich macht.

Es scheint nun, als ob der Gesundungsprozess diese Kräfte zu seinen Zwecken mobilisierte. Die mythischen Vorstellungen nämlich mit ihrer eigentümlichen Symbolik greifen in die Tiefe der menschlichen Seele, in historische Untergründe, wohin unsere Vernunft, der Wille und die gute Absicht nie gelangen, denn sie stammen auch aus jenen Tiefen und sprechen eine Sprache, welche unsere heutige Vernunft zwar nicht versteht, die aber sozusagen das Innerste des Menschen in Schwingung versetzt. Was uns also zunächst als Regression erschrecken könnte, ist vielmehr ein »reculer pour mieux saurer«, eine Sammlung und Integration der Kräfte, welche im Laufe der Entwicklung eine neue Ordnung bewirken.

Neurose auf dieser Stufe ist ein durchaus seelisches Leiden, dem mit den gewöhnlichen rationalen Methoden nicht beizukommen ist. Es gibt darum nicht wenige Psychotherapeuten, die in letzter Linie, das heißt, wenn alle Stricke reißen, zu einer der bekannten Religionen oder vielmehr Konfessionen ihre Zuflucht nehmen. Es liegt mir fern, diese Bestrebungen ins Lächerliche zu ziehen. Ich muss vielmehr hervorheben, dass ihnen ein sehr richtiger Instinkt zugrunde liegt, enthalten doch die heutigen Religionen noch die lebendigen Reste eines mythischen Zeitalters. Und dass das politische Bekenntnis gegebenenfalls auf die Mythologie zurückgreift, das beweisen das Swastikakreuz, die »deutschen Christen« und die deutsche Glaubensbewegung aufs deutlichste. Nicht nur das Christentum mit seiner Heilsymbolik, sondern alle Religionen überhaupt bis zu den magischen Religionsformen der Primitiven sind Psychotherapien, welche das Leiden der Seele und die seelisch verursachten Leiden des Körpers behandeln und heilen. Wie viel in der heutigen Medizin noch Suggestivtherapie ist, darüber möchte ich kein Urteil aussprechen. Ganz milde ausgedrückt ist ja die *sogenannte Berücksichtigung des psychischen Faktors* in der praktischen Heilkunde keine ganz schlechte Sache. Die Geschichte der Medizin ist gerade in dieser Hinsicht überaus aufschlussreich.

Wenn also gewisse Ärzte auf die mythischen Vorstellungen irgendeiner Religion zurückgreifen, so tun sie im Sinne der Geschichte das Richtige. Sie können es aber nur mit jenen Patienten tun, für welche die in den Religionen enthaltenen mythischen Reste noch lebendig sind. Für diese Patienten ist irgendeine rationelle Therapie angezeigt, bis jener Moment erreicht ist, wo mythische Vorstellungen unerlässlich werden. Wenn ich praktizierende Katholiken behandle, so verweise ich sie immer auf die Beichte und die Gnadenmittel der Kirche. Bei gläubigen Protestanten, welche der Beichte und der Absolution entraten müssen, ist die Sache schon schwieriger. Im moderneren Protestantismus hat sich aber das Ventil des sogenannten Oxfordmovement geöffnet. Diese

Bewegung gibt als Ersatz die Laienbeichte und anstelle der Absolution das Gemeinschaftserlebnis. Eine Reihe von meinen Patienten sind mit meiner völligen Beistimmung dieser Bewegung beigetreten, wie auch einige entweder katholisch oder wenigstens bessere Katholiken als zuvor geworden sind. In allen diesen Fällen enthalte ich mich des dialektischen Verfahrens, denn es hat gar keinen Zweck, eine individuelle Entwicklung über die Bedürfnisse des Patienten hinaus zu fördern. Wenn er den Sinn seines Lebens und die Heilung seiner Unrast und Uneinigkeit im Rahmen einer existierenden Bekenntnisform – das politische Glaubensbekenntnis einbegriffen – finden kann, so soll es dem Arzt recht sein. Schließlich hat sich dieser in erster Linie um den Kranken zu bekümmern und nicht um den Geheilten.

Es gibt nun aber sehr viele Patienten, die entweder keinerlei religiöse oder dann sehr unorthodoxe Überzeugungen haben. Solche Fälle lassen sich prinzipiell nicht zu irgendeiner Überzeugung bekehren. Mit jeder rationalen Therapie bleiben sie stecken, obschon ihre Krankheit an und für sich heilungsfähig wäre. Unter diesen Umständen bleibt gar nichts anderes übrig als die dialektische Entwicklung jener mythischen Materialien, die im Kranken selber, jenseits aller historischen Überlieferung, lebendig sind. In diesen Fällen stoßen wir auf die mythologischen Träume mit ihren charakteristischen Bilderserien, welche das ärztliche Verständnis vor eine ganz neue und unerwartete Aufgabe stellen. Es werden vom Arzt Kenntnisse gefordert, auf die ihn sein Fachstudium nicht im Geringsten vorbereitet hat. Die menschliche Seele ist eben weder ein psychiatrisches noch ein physiologisches noch überhaupt ein biologisches Problem, sondern ein psychologisches. Die Seele ist ein Gebiet für sich mit seiner ihm besonderen Eigengesetzlichkeit. Man kann das Wesen der Seele nicht aus den Prinzipien anderer Wissensgebiete ableiten, sonst vergewaltigt man die eigentümliche Natur des Psychischen. Es lässt sich weder mit dem Gehirn noch mit Hormonen noch mit irgendeinem der bekannten Instinkte identifizieren, sondern es muss wohl oder übel als ein Phänomen sui generis anerkannt werden. Die Phänomenologie der Seele erschöpft sich darum nicht mit naturwissenschaftlich erfassbaren Tatsachen, sondern begreift auch das Problem des menschlichen Geistes, welcher der Vater aller Wissenschaft ist, in sich. Diese Tatsache bekommt der Psychotherapeut zu fühlen, wenn ihn ein entsprechender Fall veranlasst, etwas tiefer zu gehen als die landläufigen Auffassungen. Man hat dieser Ansicht schon des Öfteren vorgehalten, früher hätte man auch Psychotherapie gekannt und man hätte es nicht für nötig befunden, sich auf solche Komplikationen einzulassen. Ich gebe gerne zu, dass Hippokrates, Galen und Paracelsus auch gute Ärzte gewesen sind, glaube aber nicht, dass die moderne Medizin deshalb auf Serumtherapie und Radiologie verzichten sollte. Es ist allerdings – und ganz besonders für den Laien – schwierig, die komplizierteren Probleme der Psychotherapie zu verstehen; wenn man hingegen die einfache Überlegung macht, warum gewisse Lebenssituationen oder gewisse Erfahrungen pathogen sind, so wird man entdecken, dass die *Auffassung* dabei sehr oft eine ausschlaggebende Rolle spielt. Gewisse Dinge scheinen darum gefährlich oder unmöglich oder schädlich, weil Auffassungen bestehen, welche die Dinge in einem solchen Licht erscheinen lassen. Beispielsweise bedeutet für viele Leute Reichtum höchstes Glück und Armut größte Plage, obwohl Reichsein für niemanden in Wirklichkeit höchstes Glück ist, noch Armut ein Grund für Melancholie. Aber man hat solche Auffassungen, und diese Auffassungen haben ihre Gründe in gewissen geistigen Voraussetzungen, etwa in dem, was man als *Zeitgeist bezeich*net, oder in gewissen religiösen oder irreligiösen Anschauungen. Letztere spielen zum Beispiel in moralischen Konflikten oft eine ausschlaggebende Rolle. Sobald die Analyse der psychischen Situation eines Patienten das Gebiet seiner geistigen Voraussetzungen berührt, ist man auch schon in das Reich der allgemeinen Ideen eingetreten. Die Tatsache, dass soundso viel normale Menschen ihre geistigen Voraussetzungen niemals kritisieren – schon darum nicht, weil sie ihnen unbewusst sind –, beweist nicht, dass diese für alle Menschen gültig oder gar unbewusst seien, ebenso wenig, dass sie nicht zu Quellen schwerster Gewissenskonflikte werden können. Vererbte allgemeine Vorurteile einerseits und weltanschauliche und sittliche Desorientiertheit andererseits sind im Gegenteil gerade in unserer Epoche einer umsturzähnlichen Wandlung sehr oft die tieferen Gründe für weitgehende Störungen des seelischen Gleichgewichtes. Patienten dieser Art hat der Arzt schlechterdings nichts anzubieten als die Möglichkeit individueller geistiger Entwicklung. Um solcher Fälle willen ist der Spezialist auch gezwungen, seine Kenntnisse im Gebiet der Geisteswissenschaft erheblich auszuweiten, wenn er dem Symbolismus der psychischen Inhalte einigermaßen gerecht werden will.

Ich würde mich einer Unterlassungssünde schuldig machen, wenn meine Ausführungen den Eindruck erwecken sollten, dass die spezielle Therapie nichts anderes erforderte als ein großes Wissen. Ebenso wichtig ist auch die moralische Differenzierung der ärztlichen Persönlichkeit. Chirurgie und Geburtshilfe wissen es schon lange, dass es nicht genügt, bloß den Patienten zu waschen, der Arzt selber soll reine Hände haben. Ein Psychotherapeut aber, der selber neurotisch ist, wird unfehlbar seine eigene Neurose am Patienten behandeln. Therapie, abgesehen von der Beschaffenheit der ärztlichen Persönlichkeit, ist allenfalls noch denkbar im Gebiet der rationalen Techniken, im Gebiet eines dialektischen Verfahrens hingegen wird sie zur Undenkbarkeit, denn dort muss der Arzt aus seiner Anonymität heraustreten und Rechenschaft über sich selber geben, genau das, was er von seinem Patienten verlangt. Ich weiß nicht, welches die größere Schwierigkeit ist, sich ein großes Wissen zuzulegen oder auf seine professionelle Autorität und Anonymität verzichten zu können. Auf alle Fälle bedeutet diese Notwendigkeit eine moralische Belastungsprobe, welche den Beruf des Psychotherapeuten nicht gerade beneidenswert macht. Beim Laienpublikum stößt man nicht selten auf das Vorurteil, Psychotherapie sei das Allerleichteste und Billigste und bestehe nur in der Kunst, einem etwas weiszumachen oder den Leuten das Geld aus der Tasche zu locken. In Wirklichkeit aber handelt es sich um einen schwierigen und nicht ungefährlichen Beruf. Wie der Arzt überhaupt Infektionen und anderen Berufsgefahren ausgesetzt ist, so riskiert der Psychotherapeut psychische Infektionen, die nicht minder bedrohlich sind. So ist er einerseits vielfach in Gefahr, in die Neurosen seiner Patienten verwickelt zu werden, andererseits muss er sich persönlich dermaßen gegen den Einfluss seiner Patienten abschirmen, dass er sich der therapeutischen Wirkung beraubt. Zwischen dieser Skylla und Charybdis liegt das Risiko, aber auch der heilende Effekt.

Die moderne Psychotherapie ist ein vielschichtiges Gebilde, entsprechend der Mannigfaltigkeit der zur Behandlung gelangenden Patienten. Die einfachsten Fälle sind die, welche bloß des menschlichen common sense und eines guten Rates bedürfen. Sie benötigen bestenfalls nur eine Konsultation. Das will nun allerdings nicht heißen, dass einfach aussehende Fälle auch immer einfach sind; man macht oft unliebsame Entdeckungen. Sodann gibt es Patienten, zu deren Heilung nichts als eine mehr oder weniger gründliche Beichte, ein sogenanntes Abreagieren genügt. Schwerere Neurosen bedürfen in der Regel einer reduktiven Analyse ihrer Symptome und Zustände. Dabei sollte man nicht wahllos die eine oder andere Methode anwenden, sondern je nach der Art des Falles muss die Analyse mehr nach den Grundsätzen Freuds oder mehr nach denjenigen Adlers ausgeführt werden. Augustin unterscheidet zwei Hauptsünden, die eine ist die concupiscentia, die Begehrlichkeit, und die andere die superbia, die Überheblichkeit. Jene entspricht dem Freud'schen Lustprinzip, diese dem Machtwillen, dem Oben-sein-Wollen Adlers. Es handelt sich um zwei Menschengruppen mit verschiedenen Ansprüchen. Diejenigen, deren Charakteristikum das infantile Lustsuchen ist, sind meistens solche, denen die Befriedigung inkompatibler Wünsche und Triebe mehr am Herzen liegt als die soziale Rolle, die sie spielen könnten; darum sind es oft wohlsituierte, sogar erfolgreiche

Leute, die sozial angekommen sind. Diejenigen aber, welche »oben« sein wollen, sind meist Leute, die entweder in Wirklichkeit unten sind oder sich wenigstens einbilden, nicht die Rolle zu spielen, welche ihnen eigentlich zukäme. Es sind darum häufig Menschen, welche Schwierigkeiten mit der sozialen Anpassung haben und deshalb mit Machtfiktionen ihre Unterlegenheit zu bemänteln versuchen. Man kann natürlich alle Neurosen nach Freud oder nach Adler erklären, aber in der praktischen Behandlung tut man besser daran, den Fall vorher genau anzusehen. Wenn es sich um gebildete Leute handelt, so fällt die Entscheidung nicht schwer. Ich empfehle den Patienten, etwas von Freud und Adler zu lesen. In der Regel finden sie bald heraus, wer von beiden ihnen mehr liegt. Solange man sich im Gebiet der eigentlichen Neurosenpsychologie bewegt, kann man der Freud'schen sowohl als der Adler'schen Gesichtspunkte nicht entbehren.

Wenn aber die Sache anfängt, monoton zu werden, und Wiederholungen eintreten, so dass nach unvoreingenommenem Urteil ein Stillstand eingetreten ist, oder wenn mythologische, sogenannte archetypische Inhalte erscheinen, dann ist es Zeit, die analytisch-reduktive Behandlung aufzugeben und die Symbole anagogisch, respektive synthetisch zu behandeln, was gleichbedeutend ist mit dem dialektischen Verfahren und der Individuation.

Die Beeinflussungsmethoden, zu denen auch die analytischen gehören, erfordern es, dass man den Patienten so oft wie möglich sieht. Ich begnüge mich allerdings mit höchstens drei bis vier Konsultationen pro Woche. Mit dem Beginn der synthetischen Behandlung wird es vorteilhaft, die Konsultationen zeitlich zu distanzieren. Ich vermindere sie dann in der Regel auf ein bis zwei Stunden pro Woche, denn der Patient muss ja lernen, seinen eigenen Weg zu gehen. Dieser besteht zunächst darin, dass er selber versucht, seine Träume zu verstehen, so dass die Inhalte des Unbewussten fortschreitend dem Bewusstsein angegliedert werden. Denn der Grund der Neurose ist die Diskrepanz zwischen der bewussten Haltung und der unbewussten Tendenz. Diese Dissoziation wird durch die Assimilation der Inhalte des Unbewussten überbrückt. Die Zeit zwischen den Konsultationen verstreicht daher nicht ungenutzt. Auf diese Weise erspart man dem Kranken und sich selber eine Menge Zeit, die dem Patienten ebenso viel Geld bedeutet, und dabei lernt er, auf eigenen Füßen zu stehen, statt sich an den Arzt anzuklammern.

Die Arbeit, die der Patient tut, führt durch fortschreitende Assimilation der Inhalte des Unbewussten zur schließlichen Integration seiner Persönlichkeit und damit zur Aufhebung der neurotischen Dissoziation.

Die Einzelheiten dieses Entwicklungsweges zu schildern, würde den Rahmen eines Vortrages bei weitem überschreiten. Ich muss mich daher damit begnügen, wenigstens einen allgemeinen Überblick über die Grundsätze der psychotherapeutischen Praxis gegeben zu haben.

Ziele der Psychotherapie

In der Überzeugung, dass Neurosen funktionelle psychische Störungen und deshalb vorzugsweise durch psychische Behandlung zu heilen seien, ist man sich heute wohl einig. Wenn man aber zur Frage der Neurosenstruktur und der Prinzipien der Therapie kommt, so hört die Einigkeit auf, und man muss anerkennen, dass heutzutage noch keine allseitig befriedigende Auffassung weder vom Wesen der Neurosen noch von den Prinzipien der Behandlung besteht. Wenn in dieser Hinsicht auch zwei Strömungen oder Schulen sich besonderes Gehör verschafft haben, so ist damit die Zahl der vorhandenen, abweichenden Meinungen noch lange nicht erschöpft. Es gibt auch zahlreiche Parteilose unter uns, die im allgemeinen Widerstreit der Meinungen sich ihre besondere Auffassung bilden. Wollte man ein zusammenfassendes Gemälde dieses Vielerlei entwerfen, so müsste man wohl den ganzen Regenbogen in allen seinen Abstufungen auf seiner Palette versammeln. Läge es in meiner Macht, so würde es mich wohl gelüsten, dies zu tun, denn das Zusammenschauen von vielerlei Meinungen war mir stets Bedürfnis. Es ist mir nie gelungen, die Berechtigung abweichender Meinungen auf die Dauer nicht zu sehen. Solche Meinungen könnten ja gar nicht entstehen und sogar eine Gefolgschaft um sich sammeln, wenn sie nicht einer besonderen Psychologie, einem besonderen Temperament, einer mehr oder weniger allgemein vorkommenden psychischen Grundtatsache entsprächen. Schlössen wir eine solche Meinung als schlechthin irrig und verwerflich aus, so würden wir damit dieses besondere Temperament oder diese besondere Grundtatsache als Missverständnis ablehnen, das heißt, wir würden unser eigenes Erfahrungsmaterial verwalten. Der Anklang, den Freud mit seiner kausalistischen Sexualtheorie der Neurosen und mit seiner Ansicht, dass sich das psychische Geschehen im Wesentlichen um die infantile Lust und ihre Befriedigung drehe, gefunden hat, sollte den Psychologen darüber belehren, dass diese Art zu denken und zu fühlen einer relativ weitverbreiteten Disposition begegnet, das heißt einer geistigen Strömung, die, unabhängig von Freuds Theorie, als kollektiv-psychologische Erscheinung sich zugleich auch an anderen Orten, unter anderen Umständen, in anderen Köpfen und in anderen Formen bemerkbar gemacht hat. Ich erinnere einerseits an die Arbeiten von Havelock Ellis und August Forel und die Sammler der *Anthropophyteia*[5], sodann an die Sexualexperimente der nachviktorianischen Epoche in angelsächsischen Ländern und an die breite Diskussion der Sexualmaterie in der sogenannten schönen Literatur, die wohl schon mit den französischen Realisten einsetzte. Freud ist einer der Exponenten einer zeitgenössischen seelischen Tatsache, die an sich wieder eine besondere Geschichte besitzt, auf welche wir uns hier, aus begreiflichen Gründen, nicht weiter einlassen können.

Der Beifall, den Adler, ähnlich wie Freud, diesseits und jenseits des Ozeans gefunden hat, weist auf die unleugbare Tatsache hin, dass das auf Minderwertigkeit gegründete Geltungsbedürfnis als wesentlicher Erklärungsgrund einer sehr großen Anzahl Menschen einleuchtet. Es ist nicht zu bestreiten, dass diese Ansicht seelische Tatbestände erfasst, die in der Freud'schen Auffassung nicht zu ihrem Recht kommen. Ich brauche wohl nicht ausführlich zu erwähnen, welche kollektiv-psychologischen und sozialen Bedingungen der Adler'schen Auffassung entgegenkommen und sie zu ihrem theoretischen Exponenten machen. Das liegt ja klar zutage.

Es wäre ein unverzeihlicher Irrtum, die Wahrheit dieser Auffassungen, der Freud'schen sowohl wie der Adler'schen, zu übersehen, aber ebenso unverzeihlich wäre es, die eine derselben für die alleinige Wahrheit zu halten. Beide Wahrheiten entsprechen psy-

---

5 [In GW 16 als Anm. 2.] Leipzig 1904–1913.

chischen Wirklichkeiten. Es gibt tatsächlich Fälle, die man in der Hauptsache nach der einen und solche, die man nach der anderen Theorie am besten darstellen und erklären kann.

Ich kann keinen der beiden Autoren eines fundamentalen Irrtums zeihen, sondern bin im Gegenteil bestrebt, beiderlei Hypothesen so weit wie möglich anzuwenden, indem ich ihre relative Richtigkeit durchaus anerkenne. Es wäre mir ja ohnehin nie eingefallen, meine Wege von denen Freuds zu trennen, wenn ich nicht an Tatsachen angestoßen wäre, die mich zu Modifikationen zwangen. Und Gleiches gilt von meinem Verhältnis zur Adler'schen Auffassung. Nach dem eben Gesagten brauche ich wohl kaum hervorzuheben, dass ich die Wahrheit meiner abweichenden Auffassungen als ebenso relativ empfinde und mich selber so sehr als bloßen Exponenten einer anderen Disposition fühle, dass ich fast mit Coleridge bekennen könnte:

»Ich glaube an die eine und allein seligmachende Kirche, deren einziges Mitglied ich vorderhand bin.«

Wenn irgendwo, so müssen wir in der angewandten Psychologie heutzutage bescheiden sein und eine anscheinende Vielheit widersprechender Meinungen gelten lassen, denn wir sind noch weit davon entfernt, vom vornehmsten Objekt der Wissenschaft, der menschlichen Seele selber, irgendetwas Gründliches zu wissen. Vorderhand haben wir bloß mehr oder weniger plausible Meinungen, die sich noch nirgends decken wollen.

Wenn ich daher vor mein Publikum trete, um einiges von meinen Auffassungen zu sagen, so missverstehe man dies bitte nicht als Anpreisung einer neuen Wahrheit oder gar als Verkündigung eines endgültigen Evangeliums. Ich kann in der Tat nur von Versuchen reden, entweder mir dunkle, seelische Tatsachen aufzuhellen oder therapeutische Schwierigkeiten zu überwinden.

Und es ist gerade bei diesem Punkt, bei dem ich einsetzen möchte. Denn hier liegt die unmittelbarste Nötigung zu Modifikationen vor. Mit einer unzulänglichen Theorie kann man es bekanntlich sehr lange aushalten, nicht aber mit unzulänglichen therapeutischen Methoden. In meiner beinahe dreißigjährigen psychotherapeutischen Praxis habe ich mir eine beträchtliche Sammlung von Misserfolgen zugelegt, die mir eindrücklicher waren als meine Erfolge. Erfolge in der Psychotherapie kann jedermann haben, angefangen mit dem primitiven Medizinmann und dem Gesundbeter. Aus Erfolgen lernt der Psychotherapeut wenig oder nichts, denn sie bestätigen ihn hauptsächlich in seinen Irrtümern. Misserfolge dagegen sind überaus kostbare Erfahrungen, denn in ihnen tut sich nicht nur der Weg zu einer besseren Wahrheit auf, sondern sie zwingen uns auch zur Veränderung unserer Auffassung und Methode.

Indem ich die große Förderung, die ich in erster Linie Freud und sodann auch Adler verdanke, auch praktisch insofern anerkenne, als ich jede Möglichkeit, die mir ihre Gesichtspunkte bieten, in der Patientenbehandlung verwende, muss ich dennoch andererseits hervorheben, dass ich Misserfolge erlitten habe, von denen ich das Gefühl hatte, dass sie zu vermeiden gewesen wären, wenn ich diejenigen Tatsachen in Betracht gezogen hätte, die mich nachträglich zu Modifikationen nötigten.

Hier alle Bedingungen zu schildern, unter denen ich angestoßen bin, ist fast unmöglich. Ich muss mich damit begnügen, wenigstens einige typische Fälle hervorzuheben. Die Hauptschwierigkeiten hatte ich mit Patienten vorgerückten Alters, also jenseits vierzig. Bei jüngeren Leuten komme ich in der Regel mit den schon bekannten Gesichtspunkten aus, denn Freuds sowohl als Adlers Tendenz ist, die Patienten zur Anpassung zu bringen und zu normalisieren. Beide Gesichtspunkte lassen sich für den jugendlichen Menschen trefflich verwenden, anscheinend ohne dass störende Restbestände übrig bleiben. Mit älteren Leuten ist dies nach meiner Erfahrung öfters nicht der Fall. Mir scheint überhaupt, dass die seelischen Grundtatsachen sich im Laufe des Lebens gewaltig ändern, so sehr, dass man beinahe von einer Psychologie des Lebensvormittags und des Lebensnachmittags sprechen könnte. In der Regel steht das Leben des jugendlichen Menschen im Zeichen einer allgemeinen Expansion mit Erstrebung sichtbarer Ziele, und seine Neurose scheint hauptsächlich auf dem Zögern oder dem Zurückweichen vor dieser Richtung zu beruhen. Das Leben des alternden Menschen dagegen steht im Zeichen der Kontraktion, dem Behaupten des Erreichten und dem Abbau der Ausdehnung. Seine Neurose beruht im Wesentlichen auf einem unzeitgemäßen Verharren in der jugendlichen Einstellung. Wie der junge Neurotiker sich scheut vor dem Leben, so weicht der alte zurück vor dem Tod. Was dem Jungen einst normales Ziel war, wird dem Alten neurotisches Hemmnis; genauso, wie sich durch das Zögern des jungen Neurotikers seine ursprünglich normale Abhängigkeit von den Eltern in ein lebenswidriges Inzestverhältnis umkehrt. Es ist natürlich, dass beim jungen Menschen Neurose, Widerstand, Verdrängung, Übertragung, Fiktion usw. eine umgekehrte Bedeutung als beim alten haben, trotz aller scheinbaren Ähnlichkeit. Demgemäß müssen wohl auch die Ziele der Therapie modifiziert werden. Das Alter des Patienten erscheint mir daher als eine höchst wichtige Indikation.

Aber auch innerhalb der Jugendphase des Lebens gibt es verschiedene Indikationen. So ist es meines Erachtens ein Kunstfehler, einen Patienten mit dem Typus der Adler'schen Psychologie, also zum Beispiel einen Erfolglosen mit infantilem Geltungsbedürfnis, nach Freud'schen Gesichtspunkten zu behandeln; wie es auch umgekehrt ein schwerwiegendes Missverständnis wäre, die Adler'schen Gesichtspunkte zum Beispiel einem Erfolgreichen mit ausgesprochener Lustpsychologie aufzunötigen. Die Widerstände des Patienten können wertvolle Wegweiser im Zweifelsfalle sein. Ich bin geneigt, tiefsitzende Widerstände zunächst ernst zu nehmen – so paradox dies auch klingen mag. Ich bin nämlich der Überzeugung, dass der Arzt es nicht notwendigerweise besser weiß als der Patient, respektive dessen seelische Beschaffenheit, die ihm selber ja ganz unbewusst sein kann. Diese Bescheidenheit des Arztes ist durchaus angebracht angesichts der Tatsache, dass es bis jetzt nicht nur keine allgemein gültige Psychologie, sondern auch dass es überdies unbekannt viele Temperamente und mehr oder weniger individuelle Psychen gibt, die in kein Schema passen wollen.

Man weiß, dass ich in punkto Temperament zwei verschiedene Grundhaltungen, in Anlehnung an die schon von vielen Menschenkennern gewitterten typischen Unterschiede, nämlich die *extravertierte* und die *introvertierte* Einstellung annehme. Auch diese Einstellungen betrachte ich als wesentliche Indikationen, ebenso wie das häufige Vorherrschen einer gewissen psychischen Funktion gegenüber den anderen Funktionen.[6]

Das unerhörte Vielerlei des individuellen Lebens bedingt eigentlich beständige Modifikationen, die vom Arzt selber oft ganz unbewusst angebracht werden, die aber, prinzipiell betrachtet, gar nicht mit seinem theoretischen Glaubensbekenntnis übereinstimmen.

Bei der Frage des Temperamentes darf ich nicht unterlassen zu erwähnen, dass es Menschen wesentlich *geistiger* und solche wesentlich *materialistischer Ein*stellung gibt, wobei man ja nicht glauben darf, eine solche Haltung sei ein zufällig erworbenes, bloßes Missverständnis. Es sind häufig sogar angebotene Leidenschaften, die keine Kritik und keine Überredung auszurotten vermag, ja, es gibt Fälle, wo ein scheinbar ausgesprochener Materialismus im Grunde genommen ein Ausweichen vor einem religiösen Temperament ist. Umgekehrte Fälle werden heutzutage bekanntlich noch leichter geglaubt, obschon sie nicht häufiger sind als die anderen. Auch dies ist eine Indikation, die meines Erachtens nicht übersehen werden darf.

Wenn wir den Ausdruck »Indikation« gebrauchen, so möchte es fast scheinen, als ob damit, wie in der übrigen Medizin, Indikation zu der oder jener Therapie gemeint sei. Vielleicht sollte dies so sein, aber jedenfalls ist die Psychotherapie heute noch nicht so weit, weshalb der Ausdruck »Indikation« leider nicht viel mehr

6 [In GW 16 als Anm. 3.] Vgl. *Psychologische Typen* (GW 6), Definition »Funktion«.

heißt als eine bloße Warnung vor Einseitigkeit. Die menschliche Psyche ist etwas ungeheuer Zweideutiges. In jedem einzelnen Fall muss man sich die Frage vorlegen, ob eine Einstellung oder ein sogenannter Habitus eigentlich sei oder vielleicht bloß eine Kompensation des Gegenteiles. Ich muss gestehen, dass ich mich in dieser Hinsicht so oft getäuscht habe, dass ich im konkreten Fall von allen theoretischen Voraussetzungen über die Struktur der Neurose und über das Können und Sollen des Patienten möglichst absehe. Ich lasse so viel wie möglich die reine Erfahrung über die therapeutischen Ziele entscheiden. Das mag vielleicht befremdlich erscheinen, denn vom Therapeuten wird doch gemeiniglich vorausgesetzt, dass er ein Ziel habe. In der Psychotherapie scheint es mir geradezu ratsam, wenn der Arzt kein zu sicheres Ziel hat. Er kann es wohl kaum besser wissen als die Natur und als der Lebenswille des Kranken. Die großen Entscheidungen des menschlichen Lebens sind ja in der Regel viel mehr den Instinkten und sonstigen geheimnisvollen, unbewussten Faktoren unterworfen als bewusster Willkür und wohlmeinender Vernünftigkeit. Der Schuh, der dem einen passt, drückt den anderen, und es gibt kein allgemeingültiges Lebensrezept. Jeder hat wohl seine Lebensform in sich, eine irrationale Form, die durch keine andere überboten werden kann.

Das alles hindert natürlich nicht, dass man mit Normalisieren und Rationalisieren zunächst so weit geht wie möglich. Ist der therapeutische Erfolg genügend, so kann man es wohl dabei bewenden lassen. Genügt er aber nicht, so hat sich die Therapie wohl oder übel nach den irrationalen Gegebenheiten des Kranken zu richten. Hier müssen wir der Natur als Führerin folgen, und was der Arzt dann tut, ist weniger Behandlung als vielmehr Entwicklung der im Patienten liegenden schöpferischen Keime.

Was ich zu sagen habe, beginnt da, wo die Entwicklung anfängt und die Behandlung aufhört. Wie man sieht, beschränkt sich also das, was ich zur Frage der Therapie beitragen kann, auf diejenigen Fälle, bei denen die rationale Behandlung kein genügendes Resultat erzielt. Das Krankenmaterial, das mir zur Verfügung steht, setzt sich eigenartig zusammen: Frische Fälle sind entschieden in der Minderzahl. Die meisten haben schon irgendeine Form psychotherapeutischer Behandlung hinter sich, und zwar mit partiellem oder negativem Erfolg. Etwa ein Drittel meiner Fälle leidet überhaupt an keiner klinisch bestimmbaren Neurose, sondern an der Sinn- und Gegenstandslosigkeit ihres Lebens. Ich habe nichts dagegen, wenn man dies als allgemeine Neurose unserer Zeit bezeichnen sollte. Reichlich zwei Drittel meiner Patienten stehen in der zweiten Lebenshälfte.

Dieses eigenartige Material setzt den rationalen Behandlungsmethoden einen besonderen Widerstand entgegen, wohl deshalb, weil es meistens sozial wohlangepasste, öfters hervorragend leistungsfähige Individuen sind, denen Normalisierung nichts sagt. Und was die sogenannten Normalen anbetrifft, so bin ich erst recht nicht in der Lage, diesen eine fertige Lebensanschauung zu servieren. Bei den meisten meiner Fälle sind die Ressourcen des Bewusstseins erschöpft – der geläufige englische Ausdruck dafür ist: »I am stuck« – »Ich bin steckengeblieben«. Diese Tatsache ist es, die mich hauptsächlich zwingt, nach unbekannten Möglichkeiten zu suchen. Denn ich weiß dem Patienten auf seine Frage »Was raten Sie mir? Was soll ich tun?« nichts zu antworten. Ich weiß es auch nicht. Ich weiß nur eins, dass, wenn mein Bewusstsein keinen gangbaren Weg mehr vor sich sieht und darum steckenbleibt, meine unbewusste Seele auf den unerträglichen Stillstand reagieren wird.

Dieses Steckenbleiben ist ein seelischer Vorgang, der sich im Laufe der Menschheitsentwicklung so unzählige Male wiederholt hat, dass er sogar zum Motiv vieler Märchen und Mythen geworden ist, wo es dann etwa eine Springwurzel für das verschlossene Tor oder ein hilfreiches Tier für die Auffindung des verborgenen Weges gibt. Das heißt, mit anderen Worten ausgedrückt: Das Steckenbleiben ist ein typisches Ereignis, das wohl auch typische Reaktionen und Kompensationen im Laufe der Zeiten veranlasst hat. Wir dürfen daher mit einiger Wahrscheinlichkeit damit rechnen, dass etwas Entsprechendes in den Reaktionen des Unbewussten, also zum Beispiel in den Träumen, auftauchen wird.

In solchen Fällen richtet sich daher mein Hauptaugenmerk zunächst auf die *Träume*. Ich tue dies nicht etwa darum, weil ich mich auf die Idee versteife, es müsse durchaus mit den Träumen gearbeitet werden, oder weil ich eine mysteriöse Traumtheorie besitze, nach der es so und so gehen müsste, sondern ganz einfach aus Verlegenheit. Ich weiß nicht, wo ich sonst etwas herholen könnte, darum versuche ich, es in den Träumen zu finden, denn diese geben doch Imaginationen, sie deuten doch irgendetwas an, was wenigstens mehr ist als nichts. Ich habe keine Traumtheorie, ich weiß nicht, wie Träume zustande kommen. Ich bin auch durchaus nicht sicher, ob meine Art, mit den Träumen umzugehen, überhaupt den Namen *Methode* verdient. Ich teile alle Vorurteile gegen Traumdeutung als der Quintessenz aller Unsicherheit und Willkür. Aber auf der anderen Seite weiß ich, dass fast in der Regel etwas dabei herauskommt, wenn man lange und gründlich genug einen Traum recht eigentlich meditiert, das heißt mit sich herumträgt. Dieses Etwas ist natürlich kein wissenschaftliches Resultat, mit dem man prunken könnte, oder das sich rationalisieren ließe, sondern es ist ein praktisch wichtiger Wink, welcher dem Patienten zeigt, wohin der unbewusste Weg zielt. Mir darf es nicht daran liegen, dass das Resultat der Traumüberlegung wissenschaftlich beleg- oder haltbar sei, sonst verfolge ich ein autoerotisches Nebenziel. Ich muss mich ganz damit begnügen, dass es dem Patienten etwas sagt und seinem Leben Strömung verleiht. Das einzige Kriterium, das ich anerkennen darf, ist also die Tatsache, dass das Resultat meiner Bemühung *wirkt*. Meine wissenschaftliche Liebhaberei, nämlich immer wissen zu wollen, warum es wirkt, muss ich für meine freie Zeit aufsparen.

Unendlich mannigfach sind die Inhalte der Initialträume, das heißt der Träume aus dem Anfang dieser Art von Unternehmung. In vielen Fällen weisen die Träume zunächst zurück in die Vergangenheit und erinnern an Vergessenes und Verlorenes. Öfters nämlich ereignen sich diese Stillstände und Desorientierungen, wenn die Lebensführung einseitig geworden ist. Dann kann nämlich ein plötzlicher sogenannter Libidoverlust eintreten. Alle bisherige Tätigkeit wird uninteressant, ja, sinnlos, und ihre Ziele sind plötzlich nicht mehr begehrenswert. Was bei dem einen bloß vorübergehende Laune ist, kann beim anderen chronischer Zustand werden. In diesen Fällen kommt es oft vor, dass andere Entwicklungsmöglichkeiten der Persönlichkeit irgendwo in der Vergangenheit begraben liegen, und niemand weiß davon, nicht einmal der Patient. Der Traum aber kann die Spur aufdecken.

In anderen Fällen verweist der Traum auf Gegenwartstatsachen, von denen das Bewusstsein nie angenommen hat, dass sie problematisch oder konflikthaft sein könnten, zum Beispiel Ehe, soziale Stellung usw.

Diese Möglichkeiten liegen noch im Bereiche des Rationalen, und es würde mir wohl nicht schwerfallen, solche Initialträume plausibel zu machen. Die wirkliche Schwierigkeit beginnt erst, wenn die Träume auf keine Handgreiflichkeiten hinweisen, und das tun sie häufig, besonders dann, wenn sie etwas Zukünftiges vorauszuerfassen versuchen. Ich meine mit solchen Träumen nicht notwendigerweise prophetische Träume, sondern bloß vorfühlende oder »rekognoszierende« Träume. Solche Träume enthalten Witterungen von Möglichkeiten und sind daher dem Unbeteiligten gegenüber nie plausibel zu machen. Öfters sind sie auch mir selber nicht plausibel, weshalb ich dann dem Patienten zu sagen pflege: »Ich glaube es nicht. Aber verfolgen Sie einmal die Spur.« Wie gesagt, das einzige Kriterium ist die anregende Wirkung, wobei wir aber längst nicht einzusehen brauchen, warum eine solche Wirkung stattfindet.

Dies gilt ganz besonders von Träumen, die etwas wie »unbewusste Metaphysik« enthalten, nämlich mythologisches Analogiedenken, wobei gelegentlich in unerhört bizarren Formen, die einen zunächst verblüffen, geträumt wird.

Man wird mir nun gewiss einwenden, woher ich denn wisse, dass die Träume so etwas wie »unbewusste Metaphysik« enthalten. Da muss ich nun gestehen, dass ich nicht weiß, ob die Träume das enthalten. Ich weiß dazu viel zu wenig von Träumen. Ich sehe nur die Wirkung beim Patienten. Hierzu möchte ich ein kleines Beispiel geben.

In einem längeren Initialtraum eines meiner »normalen« Fälle spielte die Tatsache, dass ein Kind der Schwester des Träumers krank war, eine Hauptrolle. Es war ein zweijähriges Mädchen.

In Wirklichkeit hatte seine Schwester einige Zeit zuvor einen Knaben durch Krankheit verloren, aber sonst war keines ihrer Kinder krank. Die Traumtatsache des kranken Kindes erwies sich zunächst als unzugänglich, wohl weil sie nirgends mit der Wirklichkeit stimmte. Da zwischen dem Träumer und seiner Schwester keine unmittelbaren und nahen Beziehungen bestehen, so konnte er auch wenig Persönliches in diesem Bilde fühlen. Da fiel ihm aber plötzlich ein, dass er vor zwei Jahren mit dem Studium des Okkultismus angefangen hatte, in dessen Verlauf er dann auch die Psychologie entdeckte. Das Kind war also offenbar sein seelisches Interesse – ein Gedanke, auf den ich von mir aus nicht gekommen wäre. Rein theoretisch betrachtet, kann ja dieses Traumbild alles oder nichts bedeuten. Bedeutet ein Ding oder eine Tatsache an sich überhaupt je etwas? Sicher ist nur, dass es stets der Mensch ist, der deutet, das heißt Bedeutung gibt. Und das ist für die Psychologie zunächst das Wesentliche. Dass das Studium des Okkultismus krankhaft sei, imponierte dem Träumer als ein neuer, interessanter Gedanke. Das schlug irgendwie ein. Und das ist das Entscheidende: Es wirkt, was es nun immer sei nach unserem unmaßgeblichen Dafürhalten. Dieser Gedanke bedeutet für ihn eine Kritik, und damit wird eine gewisse Einstellungsveränderung bewirkt. Durch solche leisen Veränderungen, die man rational gar nicht erdenken könnte, geraten die Dinge in Bewegung, und schon ist der Stillstand, im Prinzip wenigstens, überwunden.

Ich könnte nun anhand dieses Beispiels figürlich sagen: Der

Traum habe gemeint, die okkulten Studien des Träumers seien krankhaft, und in diesem Sinne kann ich auch von »unbewusster Metaphysik« sprechen, wenn der Träumer durch seinen Traum auf solche Gedanken gebracht wird.

Ich gehe aber noch weiter: Ich gebe nämlich nicht nur dem Patienten Gelegenheit, sich etwas zu seinen Träumen einfallen zu lassen, sondern auch mir. Ich gebe ihm auch meine Einfälle und Meinungen. Wenn dabei suggestive Wirkungen eintreten sollten, so ist es mir willkommen, denn bekanntlich lässt man sich nur das suggerieren, wozu man sowieso schon leise bereit ist. Dass man bei diesem Rätselraten bisweilen in die Irre geht, schadet nichts, denn bei nächster Gelegenheit wird das Unrichtige wie ein Fremdkörper wieder ausgestoßen. Ich brauche nicht zu beweisen, dass meine Traumdeutung richtig sei – ein ziemlich aussichtsloses Unterfangen –, sondern ich muss bloß mit dem Patienten zusammen das *Wirksame* suchen – beinahe wäre ich versucht zu sagen, das *Wirkliche.*

Deshalb ist es mir eine ganz besonders wichtige Angelegenheit, möglichst viel von primitiver Psychologie, Mythologie, Archäologie und vergleichender Religionsgeschichte zu wissen, weil mir diese Gebiete unschätzbare Analogien liefern, mit denen ich die Einfälle meiner Patienten bereichern kann. So können wir zusammen das scheinbar Belanglose in die Nachbarschaft des Bedeutungsreichen rücken und damit die Möglichkeit der Wirkung beträchtlich erhöhen. Für den Laien nämlich, der in der Sphäre des Persönlichen und Rationalen sein Möglichstes getan hat und doch zu keinem Sinn und darum zu keiner Befriedigung gelangte, will es unendlich viel heißen, eine irrationale Sphäre des Lebens und Erlebens betreten zu können. Dadurch verändert sich auch der Aspekt des Gewöhnlichen und Alltäglichen, dem diese Veränderung sogar einen neuen Schimmer verleihen kann. Das meiste hängt ja doch schließlich davon ab, wie wir die Dinge betrachten, und nicht davon, wie sie an sich sind. Kleinstes mit Sinn ist immer lobenswerter als Größtes ohne Sinn.

Ich glaube, das Risiko dieser Unternehmung nicht zu unterschätzen. Es ist, wie wenn man eine Brücke ins Blaue hinaus zu bauen anfinge. Ja, man könnte ironischerweise sogar den Einwand erheben – und hat dies auch schon öfters getan –, dass bei diesem Vorgehen der Arzt zusammen mit seinem Patienten im Grunde genommen bloß fantasiere.

Dieser Einwand ist kein Gegengrund, sondern trifft durchaus das Richtige. Ich strenge mich sogar an, mit dem Patienten zu fantasieren. Ich denke nämlich nicht gering von der Fantasie. Sie ist mir in letzter Linie die mütterliche Schöpferkraft des männlichen Geistes. Im letzten Grunde sind wir nie erhaben über Fantasie. Gewiss gibt es wertlose, unzulängliche, krankhafte und unbefriedigende Fantasien, deren sterile Natur jeder mit gesundem Menschenverstand Begabte baldigst erkennen wird, aber Fehlleistungen beweisen bekanntlich nichts gegen Normalleistung. Alles Menschenwerk entstammt der schöpferischen Fantasie. Wie sollten wir da von der Einbildungskraft gering denken dürfen? Auch geht Fantasie normalerweise nicht in die Irre, dazu ist sie zu tief und zu innig verbunden mit dem Grundstock menschlicher und tierischer Instinkte. Sie kommt in überraschender Weise immer wieder zurecht. Die schöpferische Betätigung der Einbildungskraft entreißt den Menschen seiner Gebundenheit im »Nichts-als« und erhebt ihn in den Zustand des Spielenden.

Und der Mensch ist, wie Schiller sagt, »nur da ganz Mensch, wo er spielt«.[7]

Die Wirkung, auf die ich hinziele, ist die Hervorbringung eines seelischen Zustandes, in welchem mein Patient anfängt, mit seinem Wesen zu experimentieren, wo nichts mehr für immer gegeben und hoffnungslos versteinert ist, ein Zustand der Flüssigkeit, der Veränderung und des Werdens. Ich kann meine Technik natürlich nur im Prinzip darstellen. Diejenigen unter meinen Lesern,

---

7 [In GW 16 als Anm. 4.] Schiller, *Über die ästhetische Erziehung des Menschen*, 15. Brief.

die zufälligerweise mit meinen Arbeiten bekannt sind, können sich die nötigen Parallelen denken. Ich möchte hier nur hervorheben, dass man mein Vorgehen nicht als ziel- und schrankenlos verstehen darf. Ich mache es mir nämlich immer zur Regel, nie über den im wirkungsvollen Moment liegenden Sinn hinauszugehen, und ich bestrebe mich bloß, diesen Sinn jeweils so völlig wie möglich dem Patienten bewusstzumachen, so dass er auch dessen überpersönlicher Beziehung gewahr wird. Wenn nämlich einem Menschen etwas zustößt, von dem er annimmt, dass etwas Derartiges nur ihm persönlich geschieht, während es in Wirklichkeit ein ganz allgemeines Erlebnis ist, so ist der Betreffende offenbar unrichtig, nämlich zu persönlich eingestellt und dadurch von der menschlichen Gemeinschaft ausgeschlossen. Gleichermaßen ist es nötig, dass wir nicht nur ein persönliches Gegenwartsbewusstsein haben, sondern auch ein überpersönliches Bewusstsein, dessen Geist historische Kontinuität fühlt. So abstrakt dies klingen mag, so ist es doch eine praktische Tatsache, dass soundso viele Neurosen in allererster Linie darauf beruhen, dass zum Beispiel die religiösen Ansprüche der Seele infolge des kindischen Aufklärungswahns nicht mehr wahrgenommen werden. Der Psychologe von heute sollte es endlich einmal wissen, dass es sich seit langem nicht mehr um Dogmen und Glaubensbekenntnisse handelt, sondern vielmehr um religiöse Einstellung, die eine psychische Funktion von kaum absehbarer Wichtigkeit ist. Und gerade für die religiöse Funktion ist historische Kontinuität unerlässlich.

Um zum Problem meiner Technik zurückzukehren, frage ich mich, inwieweit ich Freuds Autorität für ihr Zustandekommen in Anspruch nehmen darf, jedenfalls habe ich sie von Freuds Methode des freien Assoziierens gelernt, und ich betrachte meine Technik als eine direkte Weiterbildung derselben.

Solange ich dem Patienten helfe, die wirksamen Momente seiner Träume herauszufinden, und solange ich mich bestrebe, ihn den allgemeinen Sinn seiner Symbole sehen zu lassen, ist er noch in einem psychologischen Gesundheitszustand. Er hängt zunächst von seinen Träumen ab und von der Frage, ob ihm der nächste Traum ein neues Licht gebe oder nicht. Sodann hängt er davon ab, ob ich Einfälle habe und ihm durch mein Wissen weitere Einsichten vermitteln könne. Er ist also noch in einem wenig wünschenswerten, passiven Zustand, in welchem alles etwas unsicher und fragwürdig ist. Denn weder er noch ich weiß, wohin die Reise geht. Oft ist es nicht viel mehr als ein Herumtappen in ägyptischer Finsternis. In diesem Zustand dürfen wir auch keine zu starken Wirkungen erwarten, denn dazu ist die Unsicherheit zu groß. Und überdies besteht die oftmals eintretende Gefahr, dass das Gewebe, das wir am Tage gesponnen, immer wieder von der Nacht zerrissen wird. Die Gefahr ist, dass nichts zustande kommt – in des Wortes vollster Bedeutung –, dass nichts stehenbleibt. In diesen Situationen ereignet es sich nicht selten, dass ein besonders farbiger Traum eintritt oder einer von seltsamer Gestalt, und der Patient sagt mir: »Sehen Sie, wenn ich jetzt ein Maler wäre, so würde ich davon ein Gemälde machen.« Oder die Träume sprechen von Photographien, von gemalten oder gezeichneten Bildern oder illuminierten Handschriften oder auch vom Kino.

Diese Winke habe ich mir zunutze gemacht und fordere deshalb meine Patienten in diesem Augenblick auf, das im Traum oder in der Fantasie Geschaute in Wirklichkeit zu malen. In der Regel begegne ich dem Einwand, man sei kein Maler, worauf ich zu sagen pflege, dass die heutigen Maler ja auch keine seien, infolgedessen die Malkunst heutzutage vogelfrei sei, und es überdies auf die Schönheit sowieso nicht ankomme, sondern bloß auf die Mühe, die man auf das Bild verwende. Wie wahr dies ist, sah ich jüngst bei einer begabten, professionellen Porträtmalerin, die mit lamentablen Kinderversuchen beginnen musste, nach meiner Art zu malen; wörtlich so, wie wenn sie noch nie einen Pinsel in der Hand gehabt hätte. Von außen malen ist eben eine andere Kunst als von innen nach außen.

Viele meiner weiter fortgeschrittenen Patienten beginnen also zu malen. Ich begreife, wenn jedermann von der gründlichen Unnützlichkeit solchen Dilettantismus aufs tiefste beeindruckt ist. Man vergesse aber nicht, es handelt sich nicht um Personen, die ihre soziale Nützlichkeit noch zu beweisen haben, sondern um solche, die in der sozialen Nützlichkeit ihren Sinn nicht mehr erblicken können und die auf die tiefere und gefährlichere Frage des Sinnes ihres individuellen Lebens gestoßen sind. Massenpartikel zu sein, hat nur für denjenigen Sinn und Reiz, der es noch nicht so weit gebracht hat, nicht aber für den, der es bis zum absoluten Überdruss gewesen ist. Die Bedeutsamkeit des individuellen Lebenssinnes mag von dem geleugnet werden, der als soziales Wesen unter dem allgemeinen Anpassungsniveau steht, und wird immer von dem geleugnet, dessen Ehrgeiz im Herdenzüchten besteht. Wer weder zur einen noch zur anderen Kategorie gehört, wird früher oder später auf diese peinliche Frage stoßen.

Auch wenn gelegentlich künstlerisch schöne Dinge von meinen Patienten produziert werden, Dinge, die sich ohne weiteres in modernen »Kunst«-Ausstellungen sehen lassen könnten, so betrachte ich sie doch als völlig wertlos, gemessen am Wertmaßstab wirklicher Kunst. Es ist sogar wesentlich, dass sie wertlos sind, sonst bilden sich meine Patienten ein, Künstler zu sein, womit der Zweck der Übung gänzlich verfehlt wäre. Es handelt sich nicht um Kunst, vielmehr, es soll sich nicht um Kunst handeln, sondern um mehr und anderes als bloß Kunst, nämlich um lebendige Wirkung auf den Patienten selber. Was der soziale Standpunkt als das Geringste bewertet, steht hier am höchsten, nämlich der Sinn des individuellen Lebens, um dessentwillen sich der Patient bemüht, Unaussprechbares in kindlich unbeholfene, sichtbare Form zu übersetzen.

Warum aber veranlasse ich überhaupt die Patienten, sich in einem gewissen Entwicklungsstadium durch Pinsel, Stift oder Feder auszudrücken?

Auch dies geschieht in erster Linie, um Wirkung zu erzeugen. In dem vorhin geschilderten psychologischen Gesundheitszustand bleibt der Patient passiv. Hier nun geht er in die Aktivität über.

Zunächst stellt er passiv Geschautes dar, er lässt es dadurch zu seiner eigenen Tat werden. Er spricht nicht nur davon, sondern tut es auch. Psychologisch macht es einen gewaltigen Unterschied aus, ob einer einige Male pro Woche ein interessantes Gespräch mit seinem Arzt führt, dessen Ergebnis irgendwo in der Luft hängt, oder ob er stundenlang mit widerspenstigen Pinseln und Farben sich müht, um etwas, oberflächlich betrachtet, völlig Sinnloses zustande zu bringen. Wäre es nun wirklich sinnlos für ihn, so würde die Bemühung, es zu zeichnen, ihn derart anwidern, dass er wohl kaum ein zweites Mal wieder an diese Übung heranzubringen wäre. Weil aber seine Fantasie ihm doch nicht völlig sinnlos erscheint, so wird die Betätigung derselben ihre Wirkung noch unterstreichen. Überdies zwingt die materielle Gestaltung des Bildes zu einer anhaltenden Betrachtung desselben in allen Teilen, so dass es dadurch seine Wirkung völlig entfalten kann. Dadurch kommt in die bloße Fantasie ein Moment der Wirklichkeit hinein, wodurch der Fantasie ein größeres Gewicht, eben größere Wirkung verliehen ist. Und es gehen nun auch tatsächlich Wirkungen von diesen selbstgefertigten Bildern aus, Wirkungen, die allerdings schwer zu beschreiben sind. Es braucht zum Beispiel ein Patient nur einige Male gesehen zu haben, wie er aus einem miserablen seelischen Zustand dadurch erlöst wird, dass er ein symbolisches Bild anfertigt, um stets wieder zu diesem Mittel zu greifen, sobald es ihm schlechtgeht. Damit ist etwas Unschätzbares gewonnen, nämlich ein Ansatz zur Unabhängigkeit, ein Übergang zur psychologischen Erwachsenheit. Mit dieser Methode – wenn ich dieses Wort überhaupt gebrauchen darf – kann sich der Patient schöpferisch unabhängig machen. Er hängt jetzt nicht mehr von seinen Träumen ab und nicht mehr vom Wissen seines Arztes, sondern, indem er sozusagen sich selber malt, kann er sich selber gestalten. Denn was er malt, sind wirkende Fantasien, es ist das, was in ihm wirkt. Und was in ihm wirkt, das ist er selbst, aber nicht mehr im Sinn des früheren Missverständnisses, wo er sein persönliches Ich für sein Selbst hielt, sondern in einem neuen, ihm bisher fremden

Sinn, wo sein Ich als Objekt des in ihm Wirkenden erscheint. In zahllosen Bildern müht er sich, das in ihm Wirkende erschöpfend darzustellen, um schließlich zu entdecken, dass es das ewig Unbekannte und Fremde ist, was tiefste Grundlage unserer Seele ist. Ich kann unmöglich schildern, welche Veränderungen der Standpunkte und Werte, welche Verschiebungen des Gravitationszentrums der Persönlichkeit dadurch zustande kommen. Es ist, wie wenn die Erde die Sonne als das Zentrum der Planetenbahnen und ihrer eigenen Bahn entdeckt hätte.

Aber haben wir das nicht schon gewusst? Ich glaube auch, dass wir das schon seit langem wussten. Aber wenn ich etwas weiß, so weiß es das andere in mir noch längst nicht, denn in Tat und Wahrheit lebe ich so, wie wenn ich es nicht wüsste. Die meisten meiner Patienten wussten es, aber sie lebten es nicht. Und warum lebten sie es nicht? Wohl aus dem Grunde, der uns alle veranlasst, aus dem Ich zu leben. Dieser Grund ist die *Überschätzung des Bewusstseins.*

Für den jugendlichen, noch unangepassten, erfolglosen Menschen ist es von größter Wichtigkeit, sein bewusstes Ich so wirkungsvoll wie möglich zu gestalten, das heißt seinen Willen zu erziehen. Wenn er nicht gerade ein Genie ist, so darf er gar nicht an etwas in ihm Wirkendes, das nicht mit seinem Willen identisch wäre, glauben. Er muss sich als Willenswesen fühlen und darf alles andere in sich entwerten oder als seinem Willen unterworfen wähnen, denn ohne diese Illusion gelänge ihm wohl die soziale Anpassung nicht.

Anders aber beim Menschen der zweiten Lebenshälfte, der es nicht mehr nötig hat, seinen bewussten Willen zu erziehen, der vielmehr, um den Sinn seines individuellen Lebens zu verstehen, der Erfahrung seines eigenen Wesens bedarf. Ihm ist seine soziale Nützlichkeit kein Ziel mehr, obschon er deren Wünschbarkeit nicht leugnet. Er empfindet seine schöpferische Tätigkeit, deren soziale Unnützlichkeit ihm völlig klar ist, als Arbeit und als Wohltat an sich selbst. In steigendem Maße auch befreit ihn seine Tätigkeit von krankhafter Abhängigkeit, und er gewinnt damit eine innere Festigkeit und ein neues Vertrauen zu sich selber. Und diese letzteren Errungenschaften sind es nun, die auch dem sozialen Leben des Patienten wieder zugutekommen. Denn ein innerlich fester und sich selber vertrauender Mensch wird seinen sozialen Aufgaben besser gewachsen sein als einer, der mit seinem Unbewussten auf schlechtem Fuße steht.

Ich habe es absichtlich vermieden, meinen Vortrag mit Theorie zu beschweren, daher muss auch vieles dunkel und unerklärt bleiben. Aber um die von meinen Patienten produzierten Bilder verständlich zu machen, müssen doch gewisse theoretische Gesichtspunkte erwähnt werden. Alle diese Bilder sind gekennzeichnet durch einen primitiv symbolischen Charakter, der ebenso sehr aus der Zeichnung wie aus der Farbe hervorleuchtet. Die Farben sind in der Regel barbarisch intensiv. Oft ist ein unverkennbarer Archaismus vorhanden. Diese Eigenschaften weisen auf die Natur der zugrunde liegenden bildnerischen Kräfte hin. Es sind irrationale symbolistische Tendenzen von dermaßen historischem oder archaischem Charakter, dass ihre Parallelisierung mit ähnlichen Gebilden aus der Archäologie und vergleichenden Religionsgeschichte nicht schwer hält. Wir dürfen daher wohl annehmen, dass unsere Bilder hauptsächlich denjenigen Regionen der Psyche entstammen, die ich als das *kollektive Unbewusste bezeichnet* habe. Unter dieser Bezeichnung verstehe ich ein unbewusstes, allgemein menschliches, seelisches Funktionieren, welches nicht nur Anlass zu unseren modernen symbolistischen Bildern, sondern auch Anlass zu all den ähnlichen Produkten der menschlichen Vergangenheit war. Solche Bilder entspringen einem natürlichen Bedürfnis und befriedigen auch ein solches. Es ist, wie wenn die bis ins Primitive zurückreichende Psyche sich in diesen Bildern ausdrückte und dadurch eine Möglichkeit bekäme, mit unserem ihr fremdartigen Bewusstsein zusammen zu funktionieren, wodurch ihre das Bewusstsein störenden Ansprüche in Wegfall kämen, das heißt gesättigt würden. Ich muss allerdings beifügen, dass die bloß darstellerische Tätigkeit an sich ungenügend ist. Es bedarf darüber hinaus noch eines intellektuellen und emotionalen Verständnisses der Bilder, wodurch sie nicht nur verstandesmäßig, sondern auch moralisch dem Bewusstsein integriert werden. Sie müssen noch einer synthetischen Deutungsarbeit unterzogen werden. Obschon ich viele Male mit einzelnen Patienten diesen Weg durchlaufen habe, so ist es mir bis jetzt noch nicht gelungen, einen solchen Verlauf in allen Einzelheiten klarzustellen und zu publizieren.[8] Es ist dies bisher nur stückweise geschehen. Wir bewegen uns hier eben auf absolutem Neuland, auf dem es zuallernächst auf reichliche Erfahrung ankommt. Und aus sehr gewichtigen Gründen möchte ich gerade hier vorschnelle Schlüsse vermeiden. Handelt es sich doch um einen Lebensprozess der Seele außerhalb des Bewusstseins, den wir hier indirekt beobachten können. Und noch wissen wir nicht, zu welch unbekannten Tiefen unser Blick hier dringt. Wie ich schon vorhin andeutete, scheint es sich um eine Art von Zentrierungsvorgang zu handeln – sehr viele entscheidende Bilder, die besonders vom Patienten als solche empfunden werden, weisen in dieser Richtung; bei diesem Zentrierungsvorgang scheint das, was wir Ich nennen, in eine periphere Stellung zu kommen. Diese Veränderung wird anscheinend durch ein Heraufkommen des historischen Seelenteiles bewirkt. Was der Zweck dieses Vorganges ist, bleibt zunächst dunkel. Wir können nur seine bedeutende Wirkung auf die bewusste Persönlichkeit konstatieren. Aus der Tatsache, dass diese Veränderung das Lebensgefühl erhöht und das Leben strömend erhält, muss man schließen, dass ihr eine eigentümliche Zweckmäßigkeit innewohnt. Man mag es eine neue Illusion nennen. Aber was ist Illusion? Von welchem Standpunkt aus können wir etwas als Illusion bezeichnen? Gibt es für die Seele etwas, was wir als »Illusion« bezeichnen dürften? Für die Seele ist sie vielleicht eine sehr wichtige Lebensform,

[8] [In GW 16 als Anm. 5.] Dieser Mangel ist seither behoben worden. Vgl. *Zur Empirie des Individuationsprozesses* (GW 9/I).

eine Unerlässlichkeit, wie der Sauerstoff für den Organismus. Was wir »Illusion« nennen, ist vielleicht eine seelische Tatsächlichkeit von überragender Bedeutung. Die Seele kümmert sich wahrscheinlich nicht um unsere Wirklichkeitskategorien. Für sie scheint in erster Linie *wirklich* zu sein, was *wirkt*. Wer die Seele erforschen will, darf sie nicht mit seinem Bewusstsein verwechseln, sonst verhüllt er den Gegenstand der Forschung seinem eigenen Blick. Man muss im Gegenteil noch entdecken, wie verschieden die Seele vom Bewusstsein ist, um sie erkennen zu können. Nichts ist daher möglicher, als dass jenes, das für uns Illusion heißt, für sie Wirklichkeit ist, weshalb nichts inkommensurabler wäre, als die seelische Wirklichkeit an unserer Bewusstseinswirklichkeit zu messen. Für den Psychologen gibt es nichts Blöderes als den Missionarsstandpunkt, der die Götter der armen Helden für Illusion erklärt. Aber leider wird immer noch dogmatisch gepfuscht, wie wenn unsere sogenannte Realität nicht ebenso illusionär wäre. Im Seelischen sind, wie überall in unserer Erfahrung, wirkende Dinge Wirklichkeiten, gleichgültig, welche Namen ihnen der Mensch gibt. Um diese Wirklichkeiten möglichst als solche zu verstehen, darum handelt es sich und nicht etwa darum, dass man ihnen andere Namen unterschiebt. So ist Geist für die Seele nicht weniger Geist, auch wenn man ihn Sexualität nennt.

Ich muss wiederholen, dass diese Benennungen und Veränderungen von Benennungen dem Wesen des geschilderten Vorganges nirgends auch nur nahekommen. Er ist, wie alles Seiende, nicht durch rationale Bewusstseinsbegriffe zu erschöpfen, weshalb auch meine Patienten folgerichtigerweise symbolische Darstellung und Interpretation als das Adäquatere und Wirksamere vorziehen. Damit habe ich nun so ziemlich alles gesagt, was ich im Rahmen eines allgemein orientierenden Vortrages über meine therapeutischen Absichten und Ansichten sagen könnte. Es kann nicht mehr als eine Anregung sein, und ich bin ganz zufrieden, wenn es eine solche ist.

Literaturverzeichnis

Jung, C.G.: Gesammelte Werke (GW). 20 Bde. Hg. Von Lilly Jung-Merker / Elisabeth Rüf / Leonie Zander et al. Sonderausgabe. Edition C.G. Jung im Patmos Verlag, Ostfildern 2011 ff.

Daraus:

Die Lebenswende: Vortrag, im Auszug veröffentlicht in: *Neue Zürcher Zeitung* (Zürich, 14./16. März 1930) als »Die seelischen Probleme der menschlichen Altersstufen«. Bearbeitet und erweitert unter dem jetzigen Titel in: *Seelenprobleme der Gegenwart.* (Psychologische Abhandlungen 111) Rascher, Zürich 1931. Neuauflagen 1933, 1939, 1946 und 1950; Paperback 1969.
Aus: GW 8, §§ 796–890.

Seele und Tod: Erschienen in: *Europäische Revue* X/4 (Berlin 1934). Gekürzte Fassung unter dem Titel »Von der Psychologie des Sterbens« in: *Münchner Neueste Nachrichten* (2. Oktober 1935). Ferner in: *Wirklichkeit der Seele.* (Psychologische Abhandlungen IV) Rascher, Zürich 1934. Neuauflagen 1939 und 1947; Paperback 1969.
Aus: GW 8, §§ 796–455.

Geist und Leben: Über die Beziehung der Psychotherapie zur Seelsorge: Vortrag, gehalten vor der Elsässischen Pastoralkonferenz zu Straßburg im Mai 1932. [In GW 11 als Anm. 1.]
Aus: GW 11, §§ 488–538.

Über die Beziehung der Psychotherapie zur Seelsorge: Vortrag, gehalten am 29. Oktober 1926 in der Literarischen Gesellschaft Augsburg, im Rahmen eines Vortragszyklus über »Natur und Geist«. Erschienen in: *Form und Sinn* II/2 (Augsburg 1926); ferner in: *Seelenprobleme der Gegenwart.* (Psychologische Abhandlungen III) Rascher, Zürich 1931. Neuauflagen 1933, 1939, 1946 und 1950; Paperback 1969.
Aus: GW 8, §§ 601–369.

Grundsätzliches zur Psychotherapie: Vortrag, gehalten an der Medizinischen Gesellschaft in Zürich 1935. Publiziert im *Zentralblatt für Psychotherapie* VIII/2 1935, S. 66–82. [In GW 16 als Anm. 1.]
Aus: GW 16, §§ 1–27.

Ziele der Psychotherapie: Vortrag, veröffentlicht im Kongressbericht der Deutschen Psychotherapeutischen Gesellschaft 1929, und in *Seelenprobleme der Gegenwart*, 5. Aufl. 1950, S. 76 ff. (Psychologische Abhandlungen III). [In GW 16 als Anm. 1.]
Aus: GW 16, §§ 66–113.